Knaur

Originalausgabe 1988

Umschlaggestaltung Adolf Bachmann
Umschlagfoto Eva Lindenburger/Silvestris
Satz MPM, Reitmehring
Druck und Bindung Ebner Ulm
Printed in Germany 5 4 3 2 1
ISBN 3-426-07798-1

Rainer Wallbaum:
Ohne Erkältung durch das Jahr

Vorbeugen mit Naturmedizin

Mit zahlreichen Illustrationen

Knaur®

Was sind und wie entstehen Erkältungskrankheiten

»Erkältung« als Alltagserfahrung

Erkältungen sind lästig, daran ist kein Zweifel: sie behindern unsere Denkarbeit, senken unseren Leistungspegel, trüben den Blick und die Lebensfreude; sie mindern die persönliche Attraktivität ganz erheblich, sie lassen manchen ausschauen wie ein Häufchen Elend und sich auch so fühlen. Und dabei denke ich jetzt nur an das, was landläufig unter einer Erkältung verstanden wird, also Schnupfen, Husten, manchmal Kopfschmerzen und ein bißchen Abgeschlagenheit.

Unterschiedliche Reaktionen

Natürlich ist es individuell verschieden, wie stark man mit seinem Gesamtbefinden auf eine landläufige Erkältung bzw. ihre Symptome reagiert. Es gibt viele, die ein ordentlicher Schnupfen nicht weiter erschüttert, die er trotz geschwollener Nase, krächzender Stimme und (angeblich) rasendem Kopfschmerz kaum in ihrem Tatendrang und ihrer Lebensfreude zu beeinträchtigen scheint.

Ich gehöre eindeutig einem anderen Typ von Erkältungskranken an, dem, der leidet und sich quälen muß. Und ich vermute (und gehe in meiner Darstellung davon aus), daß Sie als Leser eines solchen Buches ebenfalls zu den »Leidenden« gehören.

Vom medizinischen Standpunkt aus gesehen sind

Erkältungen (zunächst!) ziemlich harmlos; was wir inzwischen ja auch selbst wissen, da wir sie immer wieder überstehen, und zwar in recht kurzer Zeit. »Praktisch« gesehen allerdings können sie uns gewaltig zusetzen, und das nicht nur in körperlicher Hinsicht.

Psyche leidet mit

Auch unser seelisches Wohlbefinden wird in Mitleidenschaft gezogen, wir fühlen die Schwäche in allen Gliedern, unser Selbstvertrauen schrumpft, wir fühlen uns klein und angreifbar, bedroht und überfordert von Aufgaben und Situationen, die wir sonst fast nebenbei erledigen.

Mit der Erkältung im Körper und der triefenden Nase trauen wir uns selbst keine raschen und treffsicheren Entscheidungen mehr zu, rechnen auch nicht mehr mit dem »Glück des Tüchtigen«, auf das wir so oft bauen, sondern sind ängstlich, leicht aus dem Gleichgewicht zu bringen und würden uns am liebsten irgendwo verkriechen. (Warum tun wir es eigentlich nicht?)

Von den Mitmenschen — dem Partner, der Familie, vor allem aber den Kollegen — bräuchten wir jetzt entweder besonders viel Zuwendung und Anteilnahme oder Schonung und Ruhe; manchmal auch beides gleichzeitig, was freilich nicht geht.

In der Regel aber finden wir weder das eine noch das andere.

Statt dessen ernten wir allenfalls ein bißchen mitleidigen Spott und eine — von den anderen — ängstlich gewahrte Distanz. Wir werden auf Abstand gehalten — wir sind ansteckend! —, und die Sensiblen unter uns beschleicht zusätzlich zu den »organischen« Leiden auch noch das Gefühl, abgelehnt zu werden oder gar isoliert zu sein.

Daß wir in unserem Elend nicht gebührend ernst genommen werden, ist vor allem deshalb so unangenehm (und ärgerlich), weil nur eine »ernstzunehmende« Erkrankung unsere — ja tatsächlich bestehende! — momentane Schwäche hinreichend erklären und entschuldigen würde.

Die »Alltagsbehandlung«

Auch der Arzt, an den wir uns vielleicht doch einmal wenden (obwohl wir aus Erfahrung wissen, daß er wenig bis gar nichts tun kann), scheint uns nicht als ernsthaft krank zu betrachten. Zwar untersucht er, mißt und setzt mitunter sogar bildschirmbestückte Apparaturen in Betrieb, aber als Ergebnis teilt er dann doch nur mit, was wir ohnehin wissen: »Erkältung«. Dann heucheln wir Erleichterung und »behandeln« wieder auf eigene Faust, gegen seinen Ratschlag.

Wirksame Arzneien gibt es nicht

Wir vertrauen uns also den Rezepturen der Werbeanzeigen und Plakate an und schlucken Pillen, Dragees, Tropfen, Säfte, lutschen Pastillen und Medizinalbonbons, traktieren die Nase inwendig mit Sprays und äußerlich mit Salben und Spezialtaschentüchern, erhöhen den Verbrauch von Kosmetika usw.

Kurzfristig und partiell helfen diese Mittel manchmal sogar, d. h., sie lindern oder übertünchen unsere Leiden, nur — erstens rufen sie andere Symptome hervor, die genauso unangenehm sind wie die der Erkältung, und zweitens scheinen sie der Lebensdauer der verantwortlichen »Erreger« eher zuträglich als abträglich zu sein:

Symptomunterdrückende Mittel verlängern die Erkältung

Die Faustregel von 3 x 3 Tagen gilt dann nicht mehr, die Erkältung zieht sich über Wochen hin, so lange, bis wir ihr freien Lauf lassen oder ihr keine Aufmerksamkeit mehr schenken, weil wir inzwischen

von irgendeiner »Verschlimmerung« (z. B. Stirnhöhlenvereiterung, Bronchitis u. ä.) in Anspruch genommen werden.
Das alles ist äußerst unerfreulich und — nüchtern betrachtet — ziemlich unsinnig. Außerdem geht es irgendwie an der »Natur der Sache«, der Erkältung also, vorbei. Jeder spürt das. Aber was statt dessen tun? Wie würden wir uns denn richtig, d. h. angemessen und zweckdienlich verhalten?
Genau diese Frage soll das vorliegende Buch beantworten.
Allerdings ist das nicht mit ein paar Regeln, Formeln oder Rezepten zu bewerkstelligen, sondern erfordert die Betrachtung und Klärung des gesamten Komplexes »Erkrankung/Gesundung«, für den im Alltag der Name »Erkältung« steht, nach allen Seiten hin. Und dazu gehört das Fragen, so tiefgreifend wie möglich und so dumm wie nötig. Ich will gleich damit beginnen:

Was ist eine Erkältung?

Ist etwas »Wahres« daran, wenn wir sagen: »Ich habe mich erkältet«? Wenn ja, was?
Wir sagen umgangssprachlich ja auch: »Ich habe mir eine Erkältung geholt oder sogar eingefangen.«
In umgangssprachlichen Wendungen steckt oft ein »wahrer Kern«; was bedeutet, daß bestimmte Wesensmerkmale der Sache darin anschaulich geworden sind. Hat also Erkältung tatsächlich etwas mit Kaltwerden zu tun?

Kaltwerden schwächt die Krankheitsabwehr

Antwort: Ja. Kälte und Wärme wirken auf den menschlichen Körper genauso wie auf jede andere Materie:
— Wärme (Hitze) läßt ihn sich ausdehnen;
— Kälte läßt ihn sich zusammenziehen.

Wenn eine Körperregion infolge länger andauernder Kühlung (z.B. durch Zugluft) auskühlt, zieht sich das Gewebe in dieser Region zusammen, die Adern verengen sich, und die Durchblutung läßt nach.

- Schwächere Durchblutung aber heißt auch schwächere Versorgung mit Sauerstoff, niedrigere Stoffwechselrate und geringere Menge an Abwehrstoffen und Abwehrkräften.

Nun sind jedoch immer und überall in unserer Umgebung Krankheitserreger jeglicher Art vorhanden. Sie umgeben uns überall, werden eingeatmet, mit der Nahrung aufgenommen oder durch Berührung auf uns übertragen. »Normalerweise« werden sie aber von den körpereigenen Abwehrkräften daran gehindert, sich in unserem Organismus einzunisten, ihn also krank werden zu lassen.

»Erreger« sind immer vorhanden

Läßt die Versorgung mit Abwehrstoffen in einem Organ (oder einer Körperregion) infolge Kaltwerdens nach, können die Krankheitserreger dort eindringen und sich festsetzen.

Den Füßen kommt dabei eigenartigerweise besondere Bedeutung zu. Wenn die Füße kalt werden (bzw. längere Zeit kalt bleiben), löst das einen Reflex auf die Nasenschleimhäute aus: Sie ziehen sich zusammen, und ihre Durchblutung wird vom Organismus deutlich herabgesetzt. Es besteht also zwischen Füßen und Nasenschleimhaut eine Reizleitung. Man weiß bislang allerdings nicht, worin sie besteht und wie sie funktioniert. Man weiß nur:

Reizleitung zwischen Füßen und Nase

Kalte Füße provozieren den Schnupfen.

Denn dann läßt die Krankheitsabwehr in den Nasenschleimhäuten nach, und die »Erreger« (bei »Erkältung« sind das in 90% der Fälle bestimmte

Viren, s. S. 21) bekommen die Möglichkeit, dort ins Gewebe einzudringen.
Auch die umgangssprachliche Wendung »sich eine Erkältung einfangen« erfaßt also etwas vom Wesen des konkreten Vorgangs:
Man ist es selbst, der den Krankheitserregern, den Viren, den Weg ebnet, sie gleichsam einlädt, sich häuslich einzurichten in unserem Organismus.
Was wir dann als »Kribbeln« in der Nase spüren, sind allerdings nicht die Viren, sondern die ersten spontanen Maßnahmen der Schleimhäute, sie wieder loszuwerden.
Aber mit diesen Feststellungen haben wir die Alltagserfahrung längst hinter uns gelassen und uns den medizinischen Erkenntnissen zugewandt.

»Erkältung« — medizinisch gesehen

Was wir »Erkältung« nennen, heißt in der medizinischen Fachsprache »grippaler Infekt«, und das bedeutet soviel wie »grippeähnliche Infektionskrankheit«. Die »echte Grippe« (Influenza) ist damit also nicht gemeint. (s. S. 40)

Atmungsorgane betroffen

»Grippaler Infekt« ist ein Sammelname für fieberhafte Allgemeinerkrankungen, an denen meist mehr oder weniger deutlich die Atmungsorgane und die oberen Luftwege (Mundhöhle, Nase, Rachen, Luftröhre) beteiligt sind, genauer gesagt: von denen sie direkt betroffen sind. (Beteiligt ist daran — wie an jeder Erkrankung — der gesamte Organismus, im Grunde sogar die ganze Person, der ganze Mensch.) Direkt betroffen sind manchmal auch noch Magen-Darm-Kanal, Nierenbecken und Harnblase.

Als grippeähnlich bezeichnet man diese Allgemeinerkrankungen, weil ihre Symptome — also das, was wir davon merken — ähnlich aussehen wie die einer echten Grippe; wenn auch sehr viel schwächer. Außerdem werden beide (grippaler Infekt und echte Grippe) durch dieselbe Sorte »Erreger« ausgelöst, nämlich durch Viren (durch jeweils unterschiedliche allerdings).

Fast alles, was wir als Symptome der Krankheit wahrnehmen (geschwollene Nasenschleimhäute, Schnupfen, Niesen, Husten, Rötungen des Rachens und auch das Fieber oder die »erhöhte Temperatur«) sind Abwehrreaktionen des Organismus gegen diese eingedrungenen Viren. (Der Rest: Kopfschmerzen, Gliederschmerzen, Abgeschlagenheit u.ä. sind Folgen dieser Abwehrmaßnahmen.)

Symptome sind Abwehrmaßnahmen des Organismus

Alles dient nur dem einen Zweck, sie — die Viren — wieder loszuwerden, hinauszuwerfen bzw. sie zu vernichten.

Und warum das? Was tun uns die Viren?

Antwort: Sie zerstören die Körperzellen, die sie »befallen« haben, in die sie eingedrungen sind. Würde der Organismus sich nicht massiv wehren, zerstörten die Viren ihn in kurzer Zeit bis zur Lebensunfähigkeit, also bis zum Tode.

Und wie machen die Viren das? Woher nehmen sie diese Kraft?

Oder zunächst einmal: Was ist überhaupt ein Virus?

Was ist ein Virus?

Das Virus ist eine der seltsamsten — und faszinierendsten — Erscheinungen der Natur (!): Es ist ein »Zwischending« zwischen belebter und unbelebter

Nicht tot, nicht lebendig

Materie; im strengen Sinne (gemessen an den fünf Kennzeichen des Lebens: Stoffwechsel, Fortpflanzung, Wachstum, Reizaufnahme und -beantwortung, Bewegung) ist es keineswegs ein Lebewesen (so wie z. B. die Bakterie, die alle diese Kennzeichen des Lebens aufweist), aber völlig tote Materie ist das Virus eben auch nicht.

Es besteht aus ein paar verschiedenen Eiweißstoffen, die in besonderer Weise angeordnet sind: ein winziger Klumpen spezieller Eiweiße, umgeben von einer hauchdünnen Eiweißhülle — das ist das ganze Virus. Es ist so klein, daß man es nur unter dem Elektronenmikroskop sichtbar machen kann (20 mμ — 300 mμ = 2/100000 — 3/10000 mm).

Und es tut nichts: Es ernährt sich nicht, wächst nicht, bewegt sich nicht und vermehrt sich auch nicht; und das heißt eben, eigentlich lebt es gar nicht. Aber es besteht aus organischen Verbindungen, in denen die Möglichkeit zum Leben schlummert.

Die verhängnisvollen Fähigkeiten des Virus

Das Virus hat zwei Eigenschaften (aus menschlicher Sicht sind es Fähigkeiten), die es für unseren (oder irgendeinen anderen lebenden) Organismus so gefährlich machen:

Sobald es — durch puren Zufall! — auf eine lebende Zelle trifft, »schweißt« seine Eiweißhülle ein Loch in die Wand dieser Zelle, und das Eiweißklümpchen dringt bis in den Zellkern ein; dorthin also, wo die Gene sitzen, die Träger der Erbinformation, die jeder Zelle ihre speziellen Aufgaben im Organismus zuweisen, durch die die Zelle also weiß, was sie zu tun hat.

Wenn das Virus eingedrungen ist, weiß sie das plötzlich nicht mehr.

Schleimhautzellen werden zu Virusfabriken

Die zweite verhängnisvolle Eigenschaft des Virus nämlich steckt im chemischen Aufbau dieses winzigen Eiweißklümpchens, das in den Zellkern der »befallenen« Zelle vordringt. Er gleicht zum Verwechseln genau dem der Gene der »Wirtszelle« (auch Gene bestehen aus speziellen Eiweißen) und enthält ebenfalls Informationen.

Das Eiweißklümpchen verbindet sich — das ist seine spezielle Fähigkeit — mit den Genen der Wirtszelle und verfälscht damit deren Information völlig. Ja, es tut das sogar in ganz zielgerichteter, für unsere Vorstellungskraft unfaßbar treffsicherer Weise: Es löscht genau den Teil der Erbinformationen in den Genen, in dem die Aufgaben der betroffenen Zelle festgeschrieben sind, und ersetzt ihn durch seine eigene Information, die da lautet:

Neue Viren produzieren, nach beiliegendem Bauplan, ununterbrochen und bis zum vollständigen Verschleiß! Die Zelle gehorcht; sie kann nicht anders. Sie produziert mit ihrer ganzen Lebenskraft, mit all ihren Energien nur noch Viren; ansonsten tut sie (fast!) nichts mehr. Natürlich geht sie daran nach einiger Zeit zugrunde.

Die neuen, von der Körperzelle »auf Befehl« produzierten Viren befallen augenblicklich alle umliegenden Körperzellen und funktionieren auch sie zu Virusfabriken um. Und so immer weiter.

Überschüssige Produktion wird von den Körperflüssigkeiten weitergeführt, was zusätzlich zur Ausbreitung des Virus beiträgt.

Viren sind hoch spezialisiert

Daß dennoch nicht binnen kürzester Zeit alle Organsysteme bzw. das gesamte Gewebe von den Viren befallen werden, liegt wahrscheinlich daran (je-

denfalls nimmt das die biologische und medizinische Wissenschaft an), daß jeder Virustyp hoch spezialisiert ist; und zwar nicht nur auf bestimmte Arten von Organismen (pflanzliche, tierische, bakterielle) oder verschiedene Spezies (Rind, Tabakpflanze, Mensch u. ä.), sondern sogar innerhalb der Organismen auf bestimmte Gewebe- bzw. Zellstrukturen. Deshalb bleibt der direkte Befall durch den jeweiligen Virustyp immer auf bestimmte Organsysteme beschränkt; jedenfalls zunächst. Dennoch würden wir auch am »Erkältungs«-Virus nach kurzer Zeit sterben (die Organe, die es befallen kann, zerstört es ja vollständig!), wenn unser Organismus nicht massive Gegenwehr leisten und das Virus innerhalb weniger Tage völlig vernichten würde.
Diesen Kampf des Organismus, den er mit allen Abwehrsystemen führt, erleben wir als »Erkältung«.

Die körpereigene Abwehr

Die Abwehr von Krankheitserregern durch unseren Organismus ist ein so komplexes System und das Zusammenspiel der daran mitwirkenden Organe (bzw. Organsysteme) so kompliziert, daß es bis heute nicht in allen Details entschlüsselt werden konnte. Es umfaßt mechanische (physikalische), chemische und biochemische Methoden, unspezifische (allgemein wirkende) und spezifische (gezielt wirkende) Maßnahmen und Mittel, lokale Notbarrieren und generelle Mobilmachung, an der der gesamte Organismus mitwirkt.

Daran beteiligt sind:
— die betroffenen Körperzellen,
— spezielle (frei bewegliche) Abwehrzellen,
— das Blut,
— das Lymphsystem,
— der Kreislauf,
— das Knochenmark,
— die Nebennieren,
— Hormone,
— das vegetative Nervensystem,
— Haut und Schleimhaut.

Daraus besteht das Immunsystem

Der Organismus reagiert mit diesem Abwehr- oder Immunsystem auf jeden körperfremden Stoff, der auf irgendeinem Wege einzudringen versucht, bzw. eingedrungen ist; sei das nun ein Virus, eine Bakterie, ein Staubkorn, ein Holzsplitter, ein Nagel oder Gift. Was immer eindringt in unseren Körper, wird auf irgendeine Weise geprüft, als fremd erkannt und abgewehrt.

Die Abwehr von Erkältungsviren

Wenn man auch nicht bis ins Detail genau weiß, wie die Abwehr vonstatten geht (vor allem das Zusammenspiel, die Koordination der beteiligten Systeme ist nicht geklärt), so läßt sich die Abwehr von Erkältungsviren in ihren Grundzügen durchaus nachzeichnen. (Für Grippeviren verläuft sie im Prinzip genauso, nur heftiger und sehr viel langwieriger.)
Das Erkältungsvirus, das meist mit der Atemluft reist, muß als erstes eine ganz allgemeine Barriere gegen Eindringlinge jeglicher Art überwinden: Die Schleimhäute, mit denen alle Atemwege ausgekleidet sind, produzieren laufend geringe Mengen eines

wäßrigen Schleims, in dem sich Fremdkörper — eben auch Viren — fangen, unschädlich gemacht und über Flimmerhärchen wieder hinausbefördert werden.
Das nehmen wir in der Regel nicht bewußt wahr.

Phase I (Eindringen des Virus)

Abwehr durch Schleimhaut versagt

Wenn das aus irgendwelchen Gründen (z. B. trockene Schleimhaut, lahme oder abgetötete Flimmerhärchen) nicht so funktioniert wie vorgesehen, kann das Virus eine Schleimhautzelle »befallen«, also in sie eindringen und sie zur Virusfabrik umfunktionieren (s. o.).

Phase II (Sofortreaktion der Zellen)

Interferon hemmt Ausbreitung des Virus

Immerhin produziert die befallene (und todgeweihte) Schleimhautzelle noch rasch den hochwirksamen Abwehrstoff Interferon, gleichsam als spontane Notwehrmaßnahme. Ihr selbst nützt das nichts mehr, aber den Nachbarzellen, denn ein Großteil der — von ihr selbst produzierten! — Viren wird dadurch vernichtet.
Die Ausbreitung des Virus und der Infektion (von lat. inficere = etwas hineintun) wird also gehemmt, wenn auch nicht gestoppt.

Phase III (Hinhaltende Verteidigung)

Lymphozyten werden aufmerksam

Die sterbenden Schleimhautzellen machen außerdem die Lymphozyten, die im Blut patrouillieren, auf das Geschehen aufmerksam.
Lymphozyten sind frei bewegliche, auf Abwehr spezialisierte Zellen, die wir z. B. als »weiße Blutkörperchen« kennen. Sie ruhen in großer Anzahl in den Lymphknoten, den Mandeln und der Milz (lymphatische Organe) und wandern gleichzeitig über die

Blutgefäße und die Lymphbahnen ständig durch den gesamten Organismus.

Unter ihnen befinden sich

— die Erkennungs- und Gedächtniszellen, die alle Erreger — auch das Erkältungsvirus — als körperfremd (Antigen) erkennen und ihre Formmerkmale speichern,
— die Freßzellen (Phagozyten), die sowohl die Erreger als auch die bereits zerstörten Gewebezellen »auffressen«, und
— die Plasmazellen, die für die Produktion (Synthese) der speziellen (maßgeschneiderten) Antikörper gegen den eindringenden Virustyp zuständig sind.

Die Riege der Lymphozyten

Diese Antikörper sind die letztlich durchschlagende Waffe des Organismus gegen die Erkältungsviren. Sie stürzen sich auf jedes einzelne Virus und »klammern« sich dort fest, in so großer Zahl, daß sie das Virus von jedem Kontakt mit lebenden Körperzellen isolieren. So lange, bis Phagozyten — denen die Antikörper zugleich als Kennzeichnung für verstärkten Einsatz dienen — sie verschlingen.

Endgültige Waffe: Antikörper

Aber soweit ist es in dieser Phase der Abwehr noch nicht.

Zunächst werden die Erkältungsviren von unspezialisierten Lymphozyten angegriffen und zum Teil, aber eben nicht vollständig, zerstört. Gleichzeitig werden die lymphatischen Organe zu erhöhter Produktion bzw. Aktivierung von riesigen Mengen solcher Lymphozyten angeregt.

Angriff der Lymphozyten

Außerdem sorgt der Organismus (über Kreislaufregulation) für stärkere Durchblutung der befallenen Geweberegionen, um mehr Abwehrstoffe ins »Kampfgebiet« befördern zu können.

Durchblutung wird erhöht

Das führt zu Schwellung, Rötung und verstärkter

Schleimabsonderung. (Je nachdem, wo die Erkältungsviren sich als erstes einnisten konnten, äußert sich das als Schnupfen, Husten, Kratzen im Hals usw.)

Suche nach dem passenden Antikörper

Zusätzlich und gleichzeitig werden die Arsenale von Antikörpern, die der Organismus in großer Anzahl zur Verfügung hält, durchforstet, ob nicht ein für den eingedrungenen Virustyp passender dabei ist. Das ist garantiert dann der Fall, wenn das Abwehrsystem früher schon einmal mit diesem Typ konfrontiert wurde. In diesem Falle werden nun blitzschnell große Mengen des passenden Antikörpers gebildet, und die Erkältung ist quasi vorüber.

Mehr als einen »Anflug von Erkältung« haben wir davon dann gar nicht bemerkt.

Hinhaltende Verteidigung gegen unbekannte Erkältungsviren

Allerdings gibt es so viele verschiedene Erkältungsviren, daß wir immer wieder welche »erwischen«, die dem Abwehrsystem noch nicht bekannt sind, so daß auch keine passenden Antikörper vorhanden sein können. Zwar ist der Organismus in der Lage, auch gegen sie spezielle Antikörper herzustellen, aber dazu braucht er Zeit. Und bis es soweit ist, breitet sich das Virus aus.

Der Abwehrkampf, den der Organismus während dieser Zeit mit letztlich unzureichenden Mitteln führt (zu denen außer den genannten etliche andere Abwehrkräfte gehören), setzt Giftstoffe frei, die wiederum das Signal für die nächste Abwehrphase sind.

Phase IV (Vegetative Umschaltung)

Fieber beschleunigt Stoffwechsel

Die »Notstandshormone«, die die Nebenniere nun ausschüttet, bewirken in Zusammenarbeit mit dem vegetativen Nervensystem (das alle Organfunktio-

nen steuert) die sogenannte »vegetative Umschaltung« des gesamten Organismus.
Ergebnis: Er erhöht seine Temperatur, d.h. Fieber entsteht.
Zweck: Beschleunigung der Stoffwechselprozesse und gleichzeitige Schwächung der Erreger. Pro 1 ° Fieber verdoppelt sich die Stoffwechselrate des Organismus, wodurch alle Abwehrmaßnahmen erheblich intensiviert werden.

Phase V (Sieg des Organismus)

Dieses Optimum (nicht Maximum) an Einsatz aller Kräfte hält der Organismus so lange durch, bis die Viren vollständig besiegt sind und in umgewandelter, biologisch unwirksamer Form ausgeschieden werden können. Dann klingen auch die Symptome ab:

Viren werden vernichtet und ausgeschieden

Das Fieber geht zurück, die Rötungen und Schwellungen verschwinden, der Schnupfen versiegt, d.h., die Schleimhäute und der ganze Organismus kehren zur normalen Funktionsweise zurück.
Selbstverständlich bleibt das Abwehrsystem weiter in Aktion: Es ist immer in Aktion!
Als Folge gelungener Abwehr (Vernichtung) der Erkältungsviren hat es sich nun sogar verbessert, ist stärker, wirkungsvoller geworden, und zwar in doppelter Hinsicht:

Organismus ist gestärkt

- Es besitzt jetzt alle Informationen (Aussehen und Aufbau) über das Virus, mit dem es sich so lange herumschlagen mußte; diese Informationen sind in den Gedächtnis- und Erkennungszellen gespeichert; und es besitzt wirksame, maßgeschneiderte Antikörper gegen dieses Virus, die vorrätig gehalten werden und blitzschnell jederzeit nachproduziert werden kön-

Spezifische Immunität

nen, wenn das erforderlich sein sollte. Das heißt, der Organismus besitzt jetzt eine »spezifische Immunität« gegen das Virus.

Allgemeine Immunität

- Das Abwehrsystem hat durch den verstärkten Einsatz alle seine Untersysteme wieder einmal »trainiert«. Dabei ist auch einiges an sonstigen Giftstoffen und Schlacken ausgeschieden oder verbrannt worden (z. B. während der Fieberphase). Außerdem wurden die Anzahl der Lymphozyten und die Menge der Gegengifte im Blut erheblich erhöht, so daß der Organismus auch seine »unspezifische (allgemeine) Immunität« verbessert hat.

Erkältung nicht nur negativ

Medizinisch gesehen ist also eine Erkältung, ein »grippaler Infekt«, keineswegs nur negativ zu werten. Wer sonst einigermaßen gesund ist, geht aus einer überstandenen Erkältung durchaus gestärkt hervor.

Komplikationen

In unserer Alltagsrealität durchlaufen jedoch die »Erkältungen«, also die Kämpfe des Organismus gegen Erkältungsviren, die ihm bislang unbekannt waren, diese fünf Phasen oft nicht so glatt wie eben beschrieben. Und auch das Ende ist oft nicht so eindeutig und nicht so erfreulich.

Geschwächte Wohlstandsorganismen

Die körpereigene Krankheitsabwehr (das Immunsystem) ist bei den meisten von uns von vornherein mehr oder weniger geschwächt.

Das liegt an den Bedingungen, unter denen wir leben; an der in so hochtechnisierten Zivilisationsgesellschaften wie der unsrigen allgemein üblichen

Lebensführung ebenso, wie an der allgemeinen Umweltbelastung durch Gifte. Und es bedeutet, daß die banale Erkältung häufig genug das vom Organismus mühsam gehaltene Gleichgewicht zwischen Belastungen (physischer und psychischer Art) und Widerstandskraft zum Kippen bringt.

Mögliche Komplikationen

Dann kommt es zu Abweichungen von diesem einfachen Verlauf, die die Erkältung erst wirklich unangenehm und außerdem sogar gefährlich machen:

— Ausweitung der Infektion im Bereich der Atemwegschleimhaut,
— sogenannte »Zusatz- oder Zweitinfektionen«, meist bakterieller Art,
— als unerfreuliches (Nicht-) Ende die »Infektionsanfälligkeit« oder sogar
— der »chronische Infekt der Atemwege«.

Ausweitung der Infektion

Alle Schleimhäute betroffen

Die harmloseste Variante ist die Ausbreitung der Erkältungsviren über sämtliche Schleimhäute der oberen Luftwege, also der Nase, des Rachens, des Kehlkopfes, der Luftröhre und der Bronchien. Wir erleben und erleiden den Katarrh (Brennen, Rötung, erhöhte Schleimabsonderung) dann nicht nur in der Nase (Schnupfen), sondern auch

— als Kratzen im Hals, wundes Gefühl, Schmerzen beim Schlucken (Rachenkatarrh),
— als belegte bis heisere Stimme, Husten- und Räusperzwang, behinderte Atmung (Kehlkopfkatarrh),
— als Schmerzen hinter dem Brustbein, zäh verschleimte Luftröhre, Hustenanfälle besonders nachts (Luftröhrenkatarrh) und schließlich
— als rasselnden Atem und langandauernden

morgendlichen Husten mit reichlich weißem oder glasigem Auswurf (Bronchialkatarrh).

Spontanabwehr war ungenügend

Solche Ausweitungen der Infektion bedeuten, daß die Spontanmaßnahmen der Krankheitsabwehr nicht allzu wirksam waren; entweder waren nicht genügend Lymphozyten und Gegengifte im Blut präsent, oder die Nachproduktion durch die lymphatischen Organe lief nicht rasch genug an, oder die Synthese passender Antikörper dauerte zu lange.

Bakterielle Zusatzinfektion

Gefährlicher Bakterienbefall

Gefährlicher und auch langwieriger verläuft die Erkrankung, wenn sich auf den von Viren befallenen und geschädigten Schleimhäuten zusätzliche Bakterien einnisten, die ihrerseits Entzündungen und Vereiterungen hervorrufen.
Die Bakterien sind ebenfalls — genauso wie die Viren — immer und praktisch überall in unserer Umwelt vorhanden: in der Luft, in den Lebensmitteln, in allem, was wir anfassen oder womit wir in Berührung kommen. Unser Immunsystem weiß zu unterscheiden, welche Bakterien für uns nützlich, harmlos oder gefährlich sind, und tötet die gefährlichen sofort ab.
Bei einer Virusinfektion — die an sich ja schon bedeutet, daß die körpereigene Krankheitsabwehr nicht hundertprozentig funktioniert hat! — muß ein schwaches Immunsystem die routinemäßige Abwehr von Bakterien in den infizierten Geweberegionen oft so sehr vernachlässigen, daß auch sie eindringen und sich festsetzen können.
Um ihrer Herr zu werden und sie schließlich wieder hinauszuwerfen, benötigt der Organismus — zusätzlich zur Bekämpfung der Viren! — sehr große

Mengen an Lymphozyten und Gegengiften, die er sofort in die betroffenen Geweberegionen transportiert:
Das Gewebe entzündet sich.
Außerdem wird sofort die Stoffwechselrate erhöht (= Erhöhung der Körpertemperatur = Fieber, s.o.), was unter anderem der Produktionsgeschwindigkeit — dem Ausstoß — der Lymphozyten in den lymphatischen Organen zugute kommt.

Bakterien zerfressen das Gewebe

Bakterien sind erheblich aggressiver als Viren; sie sind Kleinstlebewesen, die nur aus einer einzigen Zelle bestehen, aber alle Kennzeichen des Lebens aufweisen (s.S. 22), also auch Ernährung, Wachstum und Vermehrung. Sie »zerfressen« das Gewebe, das sie befallen, und liefern den Phagozyten des Immunsystems einen heftigen Kampf. Dabei gibt es Verluste auf beiden Seiten, denn die Freßzellen gehen nach ihrem Einsatz ebenfalls zugrunde: Die Überreste beider Seiten sind der Eiter, der an Ort und Stelle ausgeschieden wird.

Symptome für Bakterienbefall

Was wir von den Abwehrmaßnahmen des Organismus gegen den Bakterienbefall als Krankheitssymptome wahrnehmen, sind also:
— Entzündung (verbunden mit Schmerzen),
— Vereiterung und
— Fieber.
Außerdem fühlen wir uns körperlich schwach und ganz deutlich krank.
Häufig betrifft dieser Bakterienbefall die Nasennebenhöhlen, so daß es zur Kieferhöhlen- oder Stirnhöhlenvereiterung oder -entzündung kommt (genaue Symptome und Behandlung s.S. 167), und von dort wandern sie manchmal sogar durch die Ohrtrompete (Eustachische Röhre) ins Mittelohr und rufen eine Mittelohrentzündung hervor (s.S.

169). Das sind langwierige (wochenlange) Erkrankungen, die neben den sehr unangenehmen Symptomen auch die Gefahr weiterer, tatsächlich gefährlicher Komplikationen in sich tragen (Durchbruch ins Gehirn, ins Innenohr, ins Auge, u. ä.).

Lebensgefährliche Komplikationen

Eitriger Auswurf bei Bronchitis

Ähnlich häufig ist die bakterielle Zusatzinfektion der Bronchien (Bronchitis), die sich aus dem einfachen Luftröhrenkatarrh oder dem Bronchialkatarrh entwickeln kann. Der Eiter, der bei einer Entzündung immer anfällt, zeigt sich dann im Auswurf beim Abhusten, der gelblich bis dunkelgrün gefärbt ist (s. S. 176). In seltenen Fällen wird sogar die Lunge betroffen, was sowohl durch »absteigende« Viren aus den Bronchien als auch durch Bakterien ausgelöst werden kann.

Seltener ergreift die Virusinfektion (Erkältung) auch den Magen-Darm-Kanal, was sich in Erbrechen, Durchfall und Krämpfen äußert (s. S. 178), oder die Harnblase, was sehr rasch zur Blasenentzündung führen und von dort in das Nierenbecken aufsteigen kann.

Ursache ist ein geschwächtes Immunsystem

All das sind letztlich Folgen unzureichender Krankheitsabwehr durch den Organismus, also eines »geschwächten« Immunsystems, das nicht schnell genug, nicht massiv und durchschlagend genug, oder einfach »falsch« reagiert hat und nun lange braucht, um den Bodengewinn des Gegners — der Viren, Bakterien, Gifte — wieder wettzumachen.

»Chronifizierung«

Zusatzinfektionen sind hartnäckig

Gerade wenn bakterielle Zusatzinfektionen aufgetreten sind, kommt es in nicht wenigen Fällen (vor allem, wenn man sich nicht naturgemäß verhält; s. S. 60ff) zu keinem wirklichen Ende des Kampfes

zwischen Organismus und Eindringlingen, zu keinem richtigen Sieg des Abwehrsystems.
Die Viren oder Bakterien — meist sind es Bakterien — bleiben im Körper ansässig, breiten sich zwar nicht weiter aus, sind aber auch nicht endgültig unschädlich gemacht und ausgeschieden. Sie halten nur mühsam ihre Stellung, das Immunsystem hat sie durchaus unter Kontrolle — aber eben mehr auch nicht:

Bleibende Krankheitsherde entstehen

Ständig muß es sich um diesen »Krankheitsherd« kümmern, d.h. Energie und Material am Ort des Geschehens bereithalten und ständig Anstrengungen unternehmen, erstarkende Krankheitskeime wieder zurückzudrängen.
Die typischen Symptome der akuten Erkrankung klingen dann zwar fast ganz ab, aber es bleibt die Abgeschlagenheit, Antriebsschwäche, Müdigkeit, Lustlosigkeit. Als nachweisbare »innere« Symptome bleiben erhöhte Zahlen der Lymphozyten und Antikörper und leicht erhöhte Temperatur: Der Infekt ist chronisch geworden.
Das heißt nichts anderes, als daß bei jeder kleinsten Schwächung des Abwehrsystems, jeder zusätzlichen kleinen Belastung, die Erreger wieder erstarken, der offene Krieg wieder aufflackert, die Krankheit wieder ins akute Stadium tritt. Dann ist man sehr häufig richtig krank und nie richtig gesund.

Langfristig: irreparable Schädigung

Langfristig bewirkt das die gründliche, letztlich irreparable Schädigung der betroffenen Organe und ein Nachlassen der Abwehrkräfte insgesamt. (Was logischerweise zu erhöhter Anfälligkeit auch für andere Krankheiten führt.)

»Infektanfälligkeit«

Wenn die Symptome nach einem grippalen Infekt tatsächlich ganz verschwinden, es aber in kurzen Abständen zu immer neuen Erkältungen kommt, dann spricht man von einer »Infektanfälligkeit«.

Schwächung des Organismus statt Stärkung

Der Organismus hat dann zwar zunächst wirklich gesiegt, aber er ist aus diesem Kampf nicht gestärkt, sondern eher geschwächt hervorgegangen.

Das kann die unterschiedlichsten Gründe haben:

1. Die Erkältung ist doch nicht ganz ausgeheilt worden; der Organismus hätte noch eine kleine Weile länger gebraucht, als man ihm zugestanden hat, um die Viren vollständig hinauszuwerfen. Ein paar »halbisolierte« Viren sind noch irgendwo versteckt. Mutet man ihm in dieser Endphase seines Kampfes bereits wieder Belastungen irgendwelcher Art zu, wird er den Reinigungsprozeß, den die Erkältung ja auch bedeutet, nicht abschließen können, also nicht wirklich »klarschiff« haben. (Das wäre dann eine ganz milde Form von »Chronifizierung«.)

Symptomunterdrückende Medikamente

2. Man hat während der Erkrankung mit symptomunterdrückenden Mittelchen und Ignoranz gegenüber den Bedürfnissen des Körpers (oder der Seele!) gegen den Organismus gearbeitet, anstatt ihn zu unterstützen. Er mußte also trotz massiver Behinderung mit den Viren fertig werden und wird das nur mit großer Mühe und unnötig hohem Kräfteverschleiß geschafft haben.

Eigentliche Ursache nicht geändert

3. Die ursprüngliche Abwehrschwäche, bzw. das, was sie verursacht hat und weshalb es überhaupt zur Infektion mit Erkältungsviren kam, besteht nach überstandener Erkältung weiter, ist also von dem Prozeß Erkrankung/Gesundung gar nicht berührt worden:

— das könnte z.B. eine unerkannte Entzündung,

ein nicht entdeckter Krankheitsherd irgendwo im Körper sein, der so viel an Abwehrkraft gebunden hat (und eben nach wie vor bindet!), daß für die Abwehr von Erkältungsviren oft nicht genügend Kraft bleibt;

Versteckter Krankheitsherd

— das kann auch eine Schädigung der Schleimhäute selbst sein, die sich über längere Zeit entwickelt und nun ein Stadium erreicht hat, in dem die Virenabwehr nur noch unzureichend funktioniert;

Geschädigte Schleimhäute

— das kann eine angeborene Schwäche des Lymphsystems sein, die durch den Aktivierungsschub des Organismus, den die akute Erkältung ja beinhaltet, allein nicht geheilt werden kann, also weiterhin besteht;

Schwäche des Lymphsystems

— das können außerdem auch Dauerstreßfaktoren in den Lebensumständen des Betroffenen sein, die nach und vor der Erkältung wirksam sind;

Dauerstreß

— und schließlich können es grundsätzliche (tiefgreifende) psychische Konflikte und ebenso Konflikte im zwischenmenschlichen Bereich sein, die man nicht wahrhaben will und deshalb nicht bearbeitet, bzw. deren Bereinigung man scheut.

Psychische und soziale Konflikte

All das schwächt und lähmt die körpereigene Krankheitsabwehr und verhindert, daß der Organismus aus der überwundenen Erkältung gestärkt hervorgeht.

Folge: Infektanfälligkeit

Eigentlich ist es nur folgerichtig, daß Viren und Bakterien immer wieder eindringen und sich festsetzen können, man also anfällig ist für Infektionen.

Entstehung von Erkältungskrankheiten

Die Frage, wie Erkältungen entstehen, beantwortet sich — wenn man weiß, was sie eigentlich sind — gleichsam von selbst:

Niedrige Immunschwelle

- Immer dann, wenn irgend etwas die körpereigene Krankheitsabwehr im Bereich der Atemwegschleimhäute unter ein bestimmtes Niveau gedrückt hat, dringen Erkältungsviren in dic Schleimhäute ein und veranlassen die Schleimhautzellen, weitere Viren zu produzieren. Das zerstört die Zellen, schädigt also die Schleimhaut und ruft Abwehrreaktionen des Organismus hervor. Diese Abwehrreaktion erleben wir als »Erkältung«.

Abkühlung nur zusätzlicher Faktor

- Das »Irgend etwas«, das unsere Abwehrkraft so schwächt, daß Viren eindringen können, ist nur in den allerseltensten Fällen (praktisch niemals) die Auskühlung des Körpers oder bestimmter Regionen (z. B. der Füße; s. S. 19), also das »Kaltwerden« allein. Und auch eine besonders große Anzahl von Viren in unserer Umgebung allein ist kein hinreichender Grund für eine Infektion.
- Hinzukommen muß eine generell oder jedenfalls zur Zeit bestehende allgemeine Schwäche unserer Krankheitsabwehr.

Zusammenwirken der Ursachen

Die möglichen Ursachen hierfür wiederum sind so vielfältig und zahlreich, daß es schier unmöglich ist, sie alle im einzelnen aufzuzählen. Meist sind es auch nicht ein oder zwei eindeutig benennbare Ursachen, die unseren Organismus den Viren gleichsam öffnen, sondern es ist ein ganzes Bündel von Faktoren, die — jeder für sich — unbedeutend erscheinen (und vielleicht auch sind) und erst durch ihr Zusammenwirken die Schwächung verursachen.

Die Herkunft der Ursachen

Das Bemerkenswerte an diesen Faktoren — das vor allem im Hinblick auf eine naturgemäße Behandlung bedeutungsvoll wird — ist ihre Herkunft. Sie stammen aus allen Bereichen unserer Person, von allen Ebenen unserer Existenz: von der körperlich-materiellen, der psychischen (oder psychisch-geistigen) und der sozialen Ebene, also keineswegs nur von der körperlich-materiellen Ebene oder aus dem körperlichen Bereich (vgl. Abschnitt »Infektanfälligkeit«).

Ursachen nicht nur körperlich-materiell

Falsche Ernährung, die den Organismus mehr schädigt, als ihm gutzutun, selbstverordnete »Gewohnheitsmedikamente« (Kopfschmerz-, Abführ-, Aufputschmittel u.ä.), Genußgifte (Tabak, Alkohol u.ä.) und auch angeborene Schwächen (z.B. des Lymphsystems, s.o.) sind natürlich materielle Faktoren, die materiell auf den Organismus, also die materielle Ebene der Person einwirken. (Auch das Abkühlen ist ein materieller Faktor.)

Körperlich-materielle Faktoren

Aber schon der berühmte Streß zum Beispiel ist nichts ausschließlich Materielles mehr, sondern eine psychische Belastung (die allerdings durch materielle Dinge ausgelöst werden kann: Gefahr, konkrete Bedrohung, Umweltgifte u.ä.), die dann körperlich-materielle (physiologische) Auswirkungen hat. Und auch ganz eindeutig der psychischen Ebene zugeordnete Erscheinungen wie Angst, Verzweiflung, Zweifel am Sinn des Lebens insgesamt u.ä. gehören zu den Faktoren, die das Immunsystem des Organismus schwächen (vgl. S. 200).

Psychische Faktoren

Ebenso verhält es sich mit den Konflikten, die man im zwischenmenschlichen Bereich, also auf der sozialen Ebene der Person, durchzustehen hat. Läh-

Soziale Faktoren

mend wirken hier jedoch nicht die offenen Auseinandersetzungen, der Streit oder »Krach«, sondern die »nagenden«, nicht ausgefochtenen Konflikte, die »hinuntergeschluckten« Demütigungen, der versteckte Haß — freilich auch die hoffnungslose oder enttäuschte Liebe. Und eigenartigerweise wirken diejenigen zwischenmenschlichen Konflikte am stärksten und nachhaltigsten, die man aus seinem Bewußtsein verdrängt, also nicht wahrhaben will, sich nicht eingesteht; sie verbrauchen offenbar — im verborgenen — die meiste Kraft.

Verdrängte Konflikte

Das alles sind durchaus keine bloßen Vermutungen oder Behauptungen, sondern in wissenschaftlich anerkannter Weise nachgewiesene Tatsachen!

Die echte Grippe

Der Abwehrkampf des Organismus gegen eine echte Grippe (Influenza epidemica) verläuft im Prinzip genauso, wie für die Erkältungskrankheiten beschrieben. Auch die Grippe ist eine Virusinfektion, die meist in den Schleimhäuten der oberen Luftwege beginnt.

Grippeviren sind ein wenig komplizierter gebaut als Erkältungsviren und — wenn sie in eine Körperzelle eingedrungen, also »zum Leben erwacht« sind — aktiver. Sie produzieren Hemmstoffe gegen die Lymphozyten des körpereigenen Immunsystems, die hochgiftig sind und das vegetative Nervensystem schädigen. Die Abwehrreaktionen des Organismus (= die Symptome der Erkrankung) fallen heftiger aus als beim grippalen Infekt, und sie rufen ein sehr ausgeprägtes Krankheitsgefühl hervor. Infolge der Schädigung des vegetativen Nervensystems kommt es außerdem häufiger als bei den einfachen Erkältungen zu bakteriellen Zusatzinfektionen, die auch schwerer verlaufen und bei unzureichender oder verschleppter Behandlung lebensbedrohlich werden können.

- Die echte Grippe ist eine schwerwiegende Erkrankung, die niemals ohne Anleitung und Aufsicht durch einen Arzt, Heilpraktiker oder sonstigen Therapeuten behandelt werden sollte! Bei jeder großen Grippeepidemie, die sich in kurzer Zeit über ganze Kontinente oder sogar den gesamten Erdball ausbreiten kann, sterben auch heute noch Hunderttausende!

Da man die Grippe als Laie vor allem im Anfangsstadium nicht zweifelsfrei von einer Erkältung unterscheiden kann, sollte man bei besonders ausgeprägtem Schwächegefühl und sehr heftigen »Erkältungs«-Symptomen vom Fachmann überprüfen lassen, ob es sich nicht doch um eine echte Grippe handelt. Mit absoluter Sicherheit ist das nur durch eine Blutuntersuchung feststellbar.

Die »Tarnung« der Grippeviren

Grippeviren gibt es längst nicht in so vielen verschiedenen Varianten wie Erkältungsviren. Man hat inzwischen lediglich drei verschiedene Grundtypen identifiziert.

Da auch nach einer Grippevirusinfektion der Organismus lebenslang gegen das Virus immun ist (vgl. S. 29), dürfte man theoretisch im Laufe seines Lebens nicht öfter als dreimal (an jedem Typ einmal) an Grippe erkranken. Leider sieht die Praxis anders aus:

Grippeviren haben auf ihrer äußeren Eiweißhülle einen »Pelz« aus winzigen Härchen, die in besonderer, typischer Form angeordnet sind. An diesem äußeren Aussehen werden sie von den Erkennungs- und Gedächtniszellen des Immunsystems erkannt, und auf diese äußere Form sind auch die speziellen Antikörper zugeschnitten.
Von Zeit zu Zeit — meist im Abstand von mehreren Jahren — ändert sich die Anordnung der Härchen, also das äußere Bild eines Grundtyps von Grippeviren, jedoch oft nur in geringfügigen Kleinigkeiten. Aber sie reichen aus, um die Erkennungszellen und Antikörper des Immunsystems zu »täuschen«: Der Organismus erkennt den Virustyp nicht mehr als den, der er eigentlich ist, und behandelt ihn wie einen völlig unbekannten Eindringling, d.h., der Abwehrkampf des Organismus durchläuft alle fünf Phasen.

Verlaufsformen der Grippe

Je nachdem, wo und wie sich dieser Abwehrkampf hauptsächlich im Körper abspielt, unterscheidet man folgende Verlaufsformen:

- Die katarrhalische Form mit Schnupfen, trockenem Husten, Heiserkeit und Rachen-, Kehlkopf-, Luftröhren- und Bronchialkatarrh; sie ist am häufigsten.
- Darmgrippe mit Erbrechen, Übelkeit und starken Durchfällen; die Symptome der übrigen Schleimhäute sind dann eher leicht.
- Rheumatische Form, bei der rheumaähnliche Schmerzen in Muskeln, Gelenken und Gliedmaßen im Vordergrund stehen.

- Kopfgrippe mit starken Kopfschmerzen, Benommenheit, Schwindelgefühl und Brechreiz; hier besteht die Gefahr der Gehirnschädigung!
- Toxische Grippe mit sehr hohem Fieber, heftigen Kopf- und Gliederschmerzen und großem allgemeinem Schwächezustand.

Alle Verlaufsformen der Grippe belasten den Organismus erheblich mehr als einfache Erkältungen. Und das liegt hauptsächlich an den toxischen (giftigen) Ausscheidungen der Grippeviren, mit denen sie sich gegen das Immunsystem zur Wehr setzen. Man sollte sie wegen der dadurch erhöhten Gefahr von bakteriellen Zusatzinfektionen tatsächlich nicht auf eigene Faust auszukurieren versuchen; auch nicht mit wirklich naturgemäßen Behandlungsmethoden.

Der grundlegende Zusammenhang freilich gilt auch für die Grippe:

- Nur wenn die körpereigene Krankheitsabwehr aus irgendeinem Grund geschwächt ist, hat das Grippevirus überhaupt die Chance, über die Schleimhäute in den Organismus einzudringen!

Die »dreidimensionale« Natur der Erkältung

Ob unsere körpereigene Krankheitsabwehr stark genug ist, uns gegen Erkältungsviren so zu verteidigen, daß wir auch dann gesund bleiben, wenn ringsum alles niest und hustet oder Nässe und Kälte das Wetter bestimmen, hängt zweifellos nicht allein davon ab, ob wir mit unserem Körper und Organismus sorgsam und pfleglich umgehen.

Psyche und soziale Beziehungen sind beteiligt

Unsere psychische Situation, der »seelische Zustand«, in dem wir uns befinden, spielt eine ebenso große Rolle. Und dieser psychische Zustand wird wesentlich beeinflußt von der sozialen Ebene unseres Lebens, vom Zustand der zwischenmenschlichen Beziehungen, in die wir eingebunden sind.

Am Zustandekommen einer Erkältung sind also ganz eindeutig alle Ebenen (oder »Dimensionen«) unserer Person beteiligt: Körper, Seele/Geist und die soziale Ebene.

Daß die Wirkungen einer bereits bestehenden Erkältung ebenfalls unsere ganze Person betreffen, wir sie also auf allen Ebenen zu spüren bekommen, das wurde im Eingangskapitel dieses Buches (»Erkältung« als Alltagserfahrung) bereits anschaulich und unübersehbar.

Erkältung erfaßt den ganzen Menschen

Wenn Ursachen und Wirkungen der Erkältung diesen »dreidimensionalen« Charakter aufweisen, d.h. uns in allem umgreifen, was wir sind: Körper (Organismus), Seele/Geist* und soziales Wesen, dann ist es eigentlich nicht verwunderlich, daß auch der Verlauf der Krankheit alle diese Ebenen erfaßt. Verwunderlich ist eher, daß wir mit unseren »Behandlungsmethoden« dem so wenig Rechnung tragen!

Wir haben uns anscheinend daran gewöhnt, unser Leben, die Welt und auch uns selbst in getrennt nebeneinander bestehende Bereiche, Gebiete oder Schichtungen (Ebenen) einzuteilen und alle Erscheinungen jeweils nur einem Bereich oder einer Ebene zuzuordnen.

* Seele und Geist, also die psychische und die spirituelle Ebene der Person, möchte ich für dieses Buch zu einer Ebene zusammenziehen.

Das entspricht der naturwissenschaftlichen Weltsicht, in der wir von klein auf trainiert werden.

Naturwissenschaftliche Sicht greift zu kurz

Die Erkältung spielt sich dann ausschließlich auf der körperlichen, materiellen Ebene ab. Und ihr Verlauf sowie der ganze Prozeß von Erkrankung und Gesundung (Heilung) erscheint nur noch als eine Kette von nervalen (elektrischen) und biochemischen Reaktionen, die »vollautomatisch« ablaufen. Aber wir müssen die Wirklichkeit (und uns selbst) schon gehörig vergewaltigen, um diese Sicht durchzuhalten.

Natur der Erkältung ist »dreidimensional«

Unsere konkreten Erfahrungen mit Erkältungen bestätigen immer wieder, daß man mit solch eindimensionalen Vorstellungen der Natur der Krankheit nicht gerecht wird. Und auch dem Prozeß Erkrankung — Gesundung, wie auch allen sonstigen Lebensvorgängen, wird man nicht gerecht, wenn man lediglich seine materielle Dimension betrachtet und die psychische, wie auch die Ebene der sozialen Beziehungen, ignoriert und versucht, diesen (zumindest) dreidimensionalen Prozeß allein über die materielle Ebene zu steuern.

Die Frage, die bei solchen Überlegungen unausgesprochen aber sehr deutlich im Hintergrund aufflackert: Wird eine »naturgemäße Behandlung« diesem dreidimensionalen (man kann auch sagen: ganzheitlichen) Prozeß von Erkrankung — Gesundung denn gerecht?

Antwort: Wenn sie *wirklich* naturgemäß sein will, dann muß sie das sogar.

Was heißt »naturgemäß behandeln«?

»Natur« als Vertrauensträger

Lehrmeister »Natur«?

Naturgemäß behandeln — das klingt sehr angenehm in unseren Ohren. Naturgemäß heilen klingt sogar äußerst vielversprechend und glaubwürdig: Wer könnte — gerade wenn es um Gesundheit geht — ein besserer, weiserer Lehrmeister sein, als die Natur selbst, der wir vertrauen können, die uns nicht im Stich lassen wird, nicht täuschen oder gar ausbeuten und verschaukeln?! — (All das unterstellen wir ja der von Technik und Chemie* beherrschten (?) konventionellen Medizin.)
Natur erscheint uns zivilisationsmüden Zeitgenossen (ich nehme mich da keineswegs aus!) völlig fraglos als der Vertrauensträger schlechthin, als die Lösung aller Schwierigkeiten, in die wir uns im Laufe der Jahrhunderte des »Fortschritts« hineinmanövriert haben, und als Ziel all unserer Sehnsüchte: Natürliche Baustoffe, natürliche Farben, naturbe-

* Technik — und zwar moderne, elektronisch gesteuerte Technik! — und Chemie, d. h. über chemische Verfahren gewonnene Präparate, benutzt auch die Naturheilkunde. Weder Technik noch Chemie sind von sich aus »böse« oder bedrohlich. In der gängigen Wendung »von Technik und Chemie beherrschte Medizin« stecken diese beiden Begriffe lediglich als Symbole für das, was uns tatsächlich bedrohen kann: offene Gewalt und versteckte Gewalt (Gift).

lassene Lebensmittel, natürliche Heilmittel und naturgemäße Behandlungsmethoden — das wollen wir, darauf vertrauen wir, usw., siehe oben. Weshalb eigentlich?
Oder noch dümmer gefragt: Was meinen wir eigentlich mit »natürlich«, »naturbelassen«, »naturgemäß«? Was meinen wir überhaupt mit Natur?
Auch dieses Buch beschäftigt sich ja mit Methoden, Maßnahmen und Mitteln, deren Empfehlung — und Attraktivität — sich aus der Berufung auf »die Natur« herleitet. Allerdings ist es ein nüchternes Buch, das sich bemüht, die »Dinge« so darzustellen, wie sie sind, und nicht so, wie wir sie gerne hätten.
Was wir gerne hätten, wären ein paar unfehlbare, leicht zu erlernende Tricks und ein paar Wundermittel, mit denen wir den Krankheiten (in unserem Falle diesen lästigen Erkältungskrankheiten) den Garaus machen können; am besten endgültig und auf einen Schlag.

Mißtrauen gegenüber der Schulmedizin

Von unserer konventionellen medizinischen Wissenschaft erwarten wir solche Offenbarungen nicht mehr. Zwar hat sie in den vergangenen 150 Jahren etliche triumphale Siege im Kampf gegen die Krankheiten errungen, aber sie hat dabei auch sehr deutlich ihren Januskopf enthüllt: Viele ihrer Mittel haben schädliche Nebenwirkungen, ihre Methoden behandeln unsere Organismen wie reparaturanfällige Maschinen, und den Erkältungskrankheiten steht sie ohnehin recht hilflos gegenüber.
Außerdem — und das ist der eigentliche Grund für unsere Abneigung — erscheint uns die Medizin, so wie sie heute praktiziert wird, als typisches Kind einer Entwicklung, die uns zunehmend angst macht, da sie außer Kontrolle zu geraten scheint: des unge-

hemmten technischen und technologischen Fortschritts.

Wir trauen dieser Medizin nicht, wir v e r trauen ihr nicht mehr, wenden ihr den Rücken zu und schauen hoffnungsvoll in die entgegengesetzte Richtung: Natur! Hat sie die Mittel, die unsere Pharmaindustrie nicht zustande bringt?

Aber noch immer ist ungeklärt: Was meinen wir mit »Natur«?

Falsche Vorstellungen von Natur

Ich stelle diese naiv anmutende Frage nicht ohne triftigen Grund.

Gefahr für den Behandlungserfolg

In dem verschwommenen Begriff »Natur« lauern zwei Gefahren, die — jede für sich — durchaus in der Lage sind, den Erfolg einer naturgemäßen bzw. natürlichen Behandlung von Krankheiten schwer zu gefährden, wenn nicht gar völlig zu vereiteln:

- Die eine Gefahr ist eine romantische Vorstellung von »Natur« und entsprechende — völlig falsche — Erwartungen an natürliche/naturgemäße Methoden und Mittel, die zwangsläufig enttäuscht werden müssen.
- Die andere Gefahr ist eine einseitige (eindimensionale) Vorstellung von »Natur«, die doch wieder nur das Körperlich-Materielle meint und die weder dem Menschen noch dem vielschichtigen, mehrdimensionalen Vorgang von »Erkrankung und Gesundung« gerecht wird.

Ich will diese Zusammenhänge noch etwas genauer ausführen.

Nüchterne Vorstellung von Natur ist unabdingbar

Es ist schwerer, als es zunächst scheint, falsche, verschwommene oder einseitige Vorstellungen von einem so geläufigen und vielbenutzten Begriff wie »Natur« durch genaue und angemessen umfassende Definitionen zu ersetzen.

- Für eine erfolgreiche Anwendung von naturgemäßen Behandlungsmethoden und natürlichen Heilmitteln ist das jedoch unabdingbar!

Kein Mittel und keine Methode wirkt für sich allein und vollautomatisch; jedenfalls nicht, wenn es dabei um die Heilung von Krankheiten geht, und seien es nur »läppische Erkältungen«.
Krankheit und Heilung, samt allen Methoden, Maßnahmen und Mitteln, sind in einem hochkomplexen, vielschichtigen Netzwerk von Beziehungen miteinander verbunden und verwoben. Und ebenso sind es die Person des Behandelnden, wie auch die des Erkrankten, mit allen Seiten oder Bereichen ihrer Persönlichkeit.

Die Bewußtseinsebene

Sobald aber an einem Prozeß oder einem Wirkungszusammenhang Menschen beteiligt sind, kommt eine Ebene ins Spiel und gewinnt sogar überragende Bedeutung, die nur dem Menschen eigen ist: das Bewußtsein.
Unser Bewußtsein lenkt nicht nur unsere »bewußten« äußeren Handlungen oder unsere Gedanken und Spekulationen, sondern beeinflußt auch — so widersprüchlich das klingt — über kleine Umwege die sogenannten »unbewußten« Vorgänge in unserem Organismus. Zum Beispiel die der Heilung von Krankheiten — und damit auch die Wirksamkeit von Mitteln und Methoden. Wenn man sich mit naturgemäßen Heilmitteln und -methoden befaßt, ist diese Bewußtseinsebene zum ersten Mal angesprochen bei den Vorstellungsbildern, die der Begriff

»Natur« in einem aufleuchten läßt. Und (siehe oben) da lauern die genannten beiden Gefahren.

Die Natur unserer Sehnsüchte

Dabei scheint die Frage: »Was meinen wir eigentlich, wenn wir ›Natur‹ sagen, hören oder lesen?« so leicht beantwortbar zu sein:
Alles, was wächst und gedeiht ohne menschliches Zutun, alles was da kreucht und fleucht.
Wirklich? Auch die Schnaken, die Wespen, Wanzen und Blutegel, oder doch nur die Marienkäferchen? Umfangen wir mit dieser ehrfürchtig, sehnsuchts- und liebevoll ausgesprochenen Zauberformel »Natur« auch die Schlangen und Kröten, den Marder, der unsere Autos anfrißt, die Ratten in der Kanalisation — die Viren und Bakterien?

Romantische Vorstellung von Natur

Eines jedenfalls ist nicht zu übersehen: Die unwillkürlich beim Wort »Natur« in unserem Kopf auftauchenden Bilder enthalten eine sehr einseitige Auswahl von Elementen und Lebewesen:
Grüne Wiesen kommen darin vor, Wälder, Blumen, blauer Himmel und Sonnenschein, ein Bächlein, saftiges prallfrisches Gras, sanfte Hügel (die schroffen Gipfel des Hochgebirges nur in der Ferne!), vielleicht noch ein paar krabbelnde Käfer, summende Hummeln u.ä.
Was wir in diesen romantischen Bildern beschwören, ist jedoch nichts als ein verschwommener Fluchtbereich, eine Gegenwelt zu der, in der unser Alltagsleben sich abspielt: zur steinernen Enge unserer Städte, zur gigantischen Maschinerie unserer Industrien, zur mörderischen Hektik auf den Straßen, zur Abhängigkeit von Versorgungs- und Kom-

munikationsnetzen, zum Gefangensein in Normierungen und Organisationen usw. Kurz: zu all dem, was wir unter »moderner Zivilisation« zusammenfassen und von dem wir inzwischen glauben, daß es uns krank macht, zermürbt und letztlich vernichtet. Dagegen nun unsere Phantasiebilder von Natur: schön, stark, gesundmachend, beruhigend, lebendig, göttlich, frei. *

Und in gewisser Weise ließen sich diese Bilder sogar noch rechtfertigen, wenn nicht darin gleichzeitig ein Strauß von Empfindungen mitschwänge, der sie quasi mit »Weichzeichner« behandelt: Natur ist freundlich, allem Lebenden wohlgesonnen, erquicklich, sanft, rein, beruhigend, d.h. rundherum positiv und angenehm.

In diesen gefühlsmäßigen Erwartungen an »Natur« liegt die Gefahr.

Falsche Erwartungen an naturgemäße Mittel und Methoden

Übertragen wir sie — und die Verführung ist groß — auf »natürliche Heilmittel« und naturgemäße Methoden, dann erleiden wir gleich beim ersten praktischen Kontakt mit diesen Methoden eine tiefgreifende Enttäuschung:

Naturgemäße Behandlung von Krankheiten ist (in den allermeisten Fällen) unbequem, anstrengend, zeitaufwendig, langwierig.

Und sie fordert von uns so altmodische und unbequeme Eigenschaften wie Disziplin, Selbstüberwindung, Eigenverantwortlichkeit, Geduld, Ausdauer, ja sogar Selbstkritik bzw. Selbstreflexion, also Nachdenken über das eigene Tun und Lassen, Bewußtwerden, Lernen und in gewisser Weise sogar Demut.

* Auf der anderen Seite freilich bedroht, bedrängt, vergiftet und ausgebeutet, pflegebedürftig und etliches mehr.

Naturgemäße Heilmethoden sind oftmals auch alles andere als schön im ästhetischen Sinn und durchaus nicht immer »sanft«.

Auch die real vorfindbare Natur ist ja nicht sanft und durchweg freundlich, sondern ebenso gewalttätig und brutal, rücksichtslos, unerbittlich, chaotisch, wild und gefährlich, d.h., sie umfaßt durchaus beide Seiten:

Das Schöne genauso wie das Ekelhafte, das Erquickliche wie das Angstmachende, die Harmonie ebenso wie den Kampf, das Lebenschenkende, Gebärende (natura = lat. gebärende Kraft) genauso wie das Mörderische, Vernichtende.

Das alles freilich sind Binsenweisheiten, also jedem bekannt und dennoch von uns meist beiseite geschoben.

»Rosa Brille« ablegen

Allerdings — wenn wir am Wesen naturgemäßer Heilmethoden und -mittel nicht völlig vorbeilaborieren und sie damit unwirksam machen wollen, müssen wir weg von den romantischen Vorstellungen von Natur und den nüchternen Blick zurückgewinnen. Jeder Rest von »rosa Brille« führt sehr rasch zum Gefühl des Enttäuschtseins von diesen Methoden, und das wiederum bewirkt fast zwangsläufig, daß man inkonsequent wird in den Anwendungen, Unangenehmes ausspart, nicht lange genug durchhält u.ä.

Schließlich landet man — gerade bei der Bekämpfung von Erkältungen ist diese Gefahr groß — wieder bei der altvertrauten »Behandlungsweise« des Pillenschluckens, nur daß es sich nun um naturheilkundliche oder homöopathische Präparate handelt: Die enttäuschte (romantische) Sehnsucht nach der Natur als einer Gegenwelt zur häßlich und bedrohlich erscheinenden Zivilisation hat sich sozusagen

in einen sehr schmalspurigen Bezug auf »Natur« gerettet.
Naturgemäß behandeln heißt dann nur noch: ausschließlich Heilmittel verwenden, die aus der Natur kommen.
Darin aber sehe ich die zweite Gefahr.

Die eindimensionale Sicht der »Naturgemäßheit«

Wenn wir »Naturgemäßheit« nur noch von den verwendeten Mitteln verlangen, haben wir gegenüber den Methoden der konventionellen Medizin, denen wir ja so sehr mißtrauen, nichts gewonnen; jedenfalls nicht im Prinzip:

- Die Mittel sind im Grunde nicht so wichtig, wichtig ist der Mensch! Also der Erkrankte selbst (und der Behandelnde).

Auf die Natur des Menschen kommt es an

Seiner Natur gemäß muß die Behandlung erfolgen und die angewandten bzw. verabreichten Mittel sein, denn nur *seine* Natur kann die Gesundung, die Heilung vollbringen.
In der klassischen Naturheilkunde begegnet einem diese grundlegende Erkenntnis immer wieder, meist in den Satz gekleidet: »Die Natur heilt; der Arzt hilft ihr dabei.«
Und damit kann weder die Natur unserer romantischen Sehnsüchte gemeint sein (damals, zu Zeiten des Paracelsus, dem dieser Satz zugeschrieben wird, gab es diese Sehnsucht nach einer Gegenwelt zur Zivilisation noch nicht), noch irgendwelche Mittel, die »aus der Natur stammen«, denn andere standen ohnehin nicht zur Verfügung.
Gemeint sind vielmehr — so jedenfalls erläutert die zeitgenössische Naturheilkunde — die »von Natur

aus« dem menschlichen Organismus eigenen Abwehrsysteme und Selbstheilungskräfte, also die Natur des Menschen.

Heilung nur durch Selbstheilungskräfte

Diese Interpretation weist der Praxis — und unserem Verständnis von Naturgemäßheit — eindeutig den Weg, die Kräfte der Heilung nicht in den Mitteln als einem Stück ins Haus geholter Natur zu suchen, sondern im Menschen, im Kranken selbst.

Die Mittel und Anwendungen dienen dann lediglich dazu, diese Kräfte zu stärken, sie zu stimulieren, ihnen den Raum und optimale Bedingungen zu verschaffen, sich voll zu entfalten.

Allerdings lauert auch in dieser Feststellung eine »Bewußtseinsfalle«, in die man leicht — und anscheinend gern — hineintappt:

Was ist mit den »Selbstheilungskräften« gemeint, die dem Menschen angeblich »von Natur aus« eigen sind?

Sie werden in der Naturheilkunde immer im selben Atemzug mit den Abwehrkräften des Organismus genannt. Und die sind identifizierbar als Immunsystem, also Freßzellen, Kampfzellen, Antikörper, Hormone, elektrische Reizleitungen usw. Das heißt, sie gehören eindeutig der materiellen Ebene an; man kann sie zum Teil sogar sehen, oder jedenfalls mit raffinierten naturwissenschaftlichen Methoden als biochemische und nervale Reaktionen nachweisen.

Verhält es sich mit den »Selbstheilungskräften« genauso?

Selbstheilungskräfte sind eine Fähigkeit der Natur des Menschen

Ganz sicher nicht: Die »Selbstheilungskräfte« sind eine Fähigkeit, und das ist niemals etwas Materielles.

Was sich materiell niederschlägt und was man beobachten kann, sind lediglich ihre Auswirkungen, das,

was der Organismus tut: Reinigung (Entschlackung und Entgiftung) und Regeneration (Wiederherstellung des geschädigten Gewebes).
Die »Falle« für unser Bewußtsein besteht darin, das Phänomen »Selbstheilungskräfte« gleichzuschalten, auf derselben Ebene zu sehen wie das Abwehrsystem des Organismus, es also genaugenommen zu übergehen und sich ganz am Immunsystem festzuhalten.
Und auch dabei wird — oft, nicht immer! — etwas sehr Wesentliches übersehen: Die Arbeit des Immunsystems gehorcht keinem Automatismus! Das heißt, es bleiben eine Menge Fragen offen, die mit dem Hinweis auf biochemische Abläufe nicht beantwortet werden können:
Wer steuert das System und seine vielen Untersysteme? Wer koordiniert sie? Wer oder was entscheidet über ihren Einsatz, die Heftigkeit dieses Einsatzes und seine Dauer?

Wer lenkt die Selbstheilungskräfte?

Mit der elegant klingenden Erklärung, es handle sich eben um sogenannte »selbstregelnde Systeme«, ist bei genauerem Hinsehen nichts gewonnen: Auch »selbstregelnde Systeme« beinhalten eine Instanz, die man »Regler« nennt und die alle auf das System einwirkenden Umweltimpulse verarbeitet und zu »Handlungsanweisungen« umformt und weiterleitet.
Wer ist im Immunsystem diese Reglerinstanz?
Wir wissen es nicht.

Der »innere Arzt«

Die Erkenntnis, daß ohne Zweifel nichtmaterielle Ebenen an der Steuerung und am Einsatz der körpereigenen Abwehr beteiligt sind, hat inzwischen auch Eingang in die naturwissenschaftliche (konventionelle) Medizin gefunden. Die Psychosomatik beschäftigt sich bereits seit Jahrzehnten ausschließlich damit, die wechselseitigen Wirkungen zwischen psychischen bzw. sozio-psychologischen Faktoren und körperlichen, organischen Krankheitssymptomen zu entschlüsseln und für die Therapie nutzbar zu machen.

»Innerer Arzt« als mehrdimensionale Instanz

Der Naturheilkunde ist der mehrdimensionale Charakter von Krankheit, Gesundheit und Heilung seit ihren Anfängen bewußt. Sie nennt diese Instanz im Menschen, die sein Immunsystem steuert und seine Selbstheilungskräfte zum Einsatz bringt, den »inneren Arzt«. Aber das ist keine materielle oder organische Instanz — irgendeine Schaltzentrale womöglich —, sondern etwas, das alle Ebenen der »Natur des Menschen« (Körper, Seele und soziale Eingebundenheit) umschließt; eigentlich also darübersteht.

Die Tätigkeit dieser nicht faßbaren oder dingfest zu machenden, übergeordneten Instanz (für die der Name »innerer Arzt« ja nur eine symbolhafte Bezeichnung ist) erstreckt sich auf alle Ebenen des Menschen und bringt dort die jeweils vorhandenen Energien zum Einsatz: Physikalische Energie, psychische Energie, soziale Energie. Denn auch das Ziel ist ja ein mehrdimensionales: Gesundheit.

Der (zumindest) dreidimensionale Charakter der Gesundheit des Menschen ist heute jedem vertraut und sogar offiziell anerkannt. Die Weltgesundheitsbehörde (WHO) z.B. definiert:

Die drei Dimensionen der Gesundheit

»Gesundheit ist ein Zustand vollkommenen körperlichen, seelischen und sozialen Wohlbefindens und nicht allein das Fehlen von Krankheit und Gebrechen.«

So illusionär diese Definition von Gesundheit auch sein mag (auf Erden werden wir sie nie erreichen), sind in ihr immerhin die drei Dimensionen festgeschrieben, in die unser gesamtes Leben eingebunden ist. Allerdings muß dazu ganz Wesentliches ergänzt werden.

Man erfaßt die Natur des Menschen und seiner Gesundheit durchaus nicht, wenn man lediglich anerkennt, daß es diese drei Ebenen gibt. Wesentlich ist die Einsicht, daß sie sich fortwährend gegenseitig beeinflussen, also in Wechselwirkung miteinander stehen.

Das bedeutet, daß jede Veränderung auf der einen Ebene auch Veränderungen auf den anderen Ebenen nach sich zieht.

Auf unser Thema bezogen:

Die Wechselwirkung der drei Ebenen

Der schwelende Konflikt mit dem Partner (= soziale Ebene) löst Unglücksgefühle (Depressionen) aus (= psychische Ebene), die einem das Leben als Last erscheinen lassen, dessen Gewicht man als Schmerzen (und Muskelverhärtung) im Schultergürtel spürt (= körperliche Ebene), und prompt »fängt« man sich eine Erkältung (= körperliche Ebene), die einen ans Bett fesselt und außerdem jede Annäherung und jede Aussprache mit dem Partner unmöglich macht (= soziale Ebene); dennoch fühlt man sich mit der Erkältung im Bett wohler als zuvor, denn der Last des Alltags ist man enthoben (= psychische Ebene).

Diese Reaktionskette kann natürlich auch ganz anders verlaufen! Das hängt von zahllosen »sonstigen Gegebenheiten« ab, deren Einfluß man unmöglich erschöpfend kalkulieren kann.

Das ist es ja: Sozialer Kontakt, seelische Verfassung und körperlicher Zustand hängen so offensichtlich und doch auf so schwer berechenbare, geradezu hinterhältige Weise miteinander zusammen, daß dieses komplexe Gefüge »Gesundheit« niemals über nur eine Ebene manipuliert werden kann.

Gesundheit wird immer von allen drei Ebenen (oder Dimensionen) gleichzeitig bestimmt und läßt sich am besten als ein »harmonisches Zusammenspiel« der drei begreifen: ein »dynamisches Gleichgewicht«.

Allerdings ist mit diesen drei Ebenen (Körper/Materie, Psyche, soziale Bezogenheit) die »Natur des Menschen« noch immer nicht zufriedenstellend erfaßt. Gerade im Bereich Krankheit/Gesundheit bzw. Heilung gibt es etliche Phänomene, die mit Hilfe dieser Ebenen allein nicht zu erklären sind:

— die Wirkungen verschiedener »energetischer« Heilmethoden,
— die Wirkungen homöopathischer Heilmittel,
— die Wirkungen von Ritualen und Symbolen (»Muster«)
  die Wirkungen von Vorstellungsbildern,
— die Wirkungsweise der Meditation.

Diese Liste könnte man um viele Beispiele aus allen Bereichen unserer Wirklichkeit (auch aus der Physik als der reinsten Naturwissenschaft überhaupt) ergänzen.*

All das läßt sich nicht erklären, ohne (sehr pauschal ausgedrückt) eine weitere Ebene der Natur des Menschen (und damit seiner Krankheit/Gesundheit) anzuerkennen, die sogar das Raum-Zeit-Gefüge, in dem unser Vorstellungsvermögen gefangen ist, übersteigt (= transzendiert). Auch diese Ebene steht in Wechselbeziehung zu allen übrigen, aber auf eine völlig andere Weise, die von unserem Denken, das an Ursache-Wirkungs-Ketten gewöhnt ist, nur schwer akzeptiert werden kann.

Gemeint ist die Ebene, auf der all das angesiedelt ist, was man mit »Geist« (im Sinne spiritueller Energie), »reiner Energie«, »Prana«, »Yin und Yang« oder »reiner Lebenskraft« umschreibt, und auf der sich z.B. auch der »innere Arzt« befindet (s. S. 56).

Auch diese Ebene gehört zum Menschen, zu seiner Natur, und beeinflußt das »dynamische Gleichgewicht«, das seine Gesundheit ausmacht.

Selbst wenn man der Ansicht ist, daß dieser »spirituelle« Bereich des Menschen (der uns ja fast nur als »Religion« vertraut ist) aus einer Behandlung von Husten und Schnupfen doch besser herausgehalten werden sollte, bleibt die Notwendigkeit bestehen, diese Ebene zu akzeptieren, anzunehmen, und zwar bewußt.

Für eine ernstgenommen »naturgemäße« Behand-

* Eine faszinierende, sehr anschauliche Darstellung aller dieser (und etlicher anderer) Phänomene und eine tiefgreifende Auseinandersetzung mit ihren Hintergründen liefert: Rüdiger Dahlke, »Der Mensch und die Welt sind eins«, München 1987.

lung von Krankheiten (gleichgültig, welche das nun sind) ist das unabdingbar.
Etwas anderes kommt hinzu:

Die spirituelle Ebene zur Heilung nutzen

Manche Heilmethoden — fernöstliche, aber auch im Westen entwickelte — machen sich Energien zunutze, die weder physikalischer noch psychischer Natur sind, und die möglicherweise (eindeutig geklärt wird das wahrscheinlich nie sein) von ebendieser Ebene stammen: z.B. Akupunktur und Akupressur, Homöopathie, Polaritymassage, katathymes Bild-Erleben, geführte Meditation u.ä.
Da diese Heilmethoden außerdem unbestreitbare, zum Teil verblüffende Erfolge zeigen, wäre es eine kaum zu rechtfertigende Einschränkung der Möglichkeiten, den »inneren Arzt« zu unterstützen, sie außer acht zu lassen. Manches davon ist auch für die Behandlung von Erkältungskrankheiten leicht und wirkungsvoll zu nutzen (s.S. 123ff)

Die Kriterien naturgemäßer Behandlung

Eine *wirklich* naturgemäße Behandlung von Krankheiten muß sich also an der »Natur des Menschen«, an seiner Vielschichtigkeit und Mehrdimensionalität orientieren; seiner, des Menschen, Natur muß die Behandlung gemäß sein.
Das bedeutet: Naturgemäße Behandlung muß

- die Verantwortung für den Prozeß Erkrankung—Gesundung der Person des Erkrankten (bei Eigenbehandlung heißt das: sich selbst und dem eigenen »inneren Arzt«) lassen, anstatt den Abwehrkampf, den jede Erkältung darstellt, mit Hilfe von chemotherapeutischen Mitteln von außen führen zu wollen;

- deshalb naturheilkundliche, pflanzliche Präparate verwenden, anstelle von chemisch hergestellten Wirkstoffkombinationen, die die Krankheitserreger gleichsam eigenmächtig (direkt) bekämpfen und die Maßnahmen des Organismus unterbinden; pflanzliche Heilmittel (Präparate, Tees, Säfte usw.) enthalten die Wirkstoffe in sehr geringer Dosierung und (bei den pflanzlichen und tierischen) in einer Kombination, die gewachsen ist, d.h., die ein »Lebensmuster« darstellt; sie wirken immer nur als stimulierende Impulse auf die Organfunktionen bzw. als Hilfestellung für die Bemühungen des Organismus;
- das Ziel verfolgen, den »inneren Arzt« des Erkrankten zu unterstützen und die Selbstheilungskräfte der ganzen Person (also auch in ihrer psychisch-geistigen und sozialen Dimension) zu stärken;
- deshalb neben den naturheilkundlichen Anwendungen auch Maßnahmen und Mittel beinhalten, die sich mit Schwerpunkt an die psychische und/oder soziale Ebene des Erkrankten wenden;
- zusätzlich auch solche Methoden zur Unterstützung des Gesundungsprozesses nutzen, deren Wirkungsweise vermutlich die spirituelle Ebene des Menschen berührt;
- auf jeden Fall aber das Vorhandensein dieser Ebene, die Eingebundenheit des Menschen (und des Phänomens Krankheit/Gesundheit) in größere (transzendente) Zusammenhänge im Bewußtsein halten.

»Umgang« mit der Erkrankung

Subjekt des Gesundungsprozesses

An dieser Liste von Forderungen wird ziemlich deutlich, daß das Wort »Behandlung« eigentlich nicht paßt für das, was der Natur des Menschen und dem Phänomen Krankheit/Gesundheit angemessen ist. »Behandlung« erweckt die Vorstellung einer Distanz zum Objekt, das behandelt wird, dem also der Handelnde gegenübersteht.

Aber genau diese Haltung gilt es zu überwinden!

Es gibt gar kein Objekt der Behandlung, sondern nur das Subjekt des Erkrankten, der sich in einem bestimmten Prozeß befindet, nämlich dem der Erkrankung — Gesundung.

»Umgehen« mit der Erkrankung

Wir stehen unseren Erkältungen ja nicht gegenüber, sondern befinden uns mittendrin, sind in sie verstrickt, und was wir tun können (und müssen), ist, sie »durchzumachen«, zu »überstehen«, indem wir mit ihnen in der richtigen Weise (nämlich naturgemäß) umgehen.

Da zu einer naturgemäßen Eigenbehandlung von Krankheiten (oder besser: Erkrankungen) ja auch eine bestimmte — und bewußte — innere Haltung gehört, erachte ich diese Unterscheidung durchaus nicht als Spitzfindigkeit.

Wir sollten das bewußt im Blick behalten:

- Für den Erkrankten geht es immer darum, in der richtigen (naturgemäßen) Weise mit seiner Erkrankung umzugehen.

Das Grundmuster des naturgemäßen Umgangs mit Erkältungskrankheiten

Aus allem, was bisher gesagt und beschrieben wurde, läßt sich für den wirklich naturgemäßen Umgang mit Erkältungskrankheiten ein »Grundmuster des Verhaltens« (und Handelns) ableiten, in dem die entsprechende »innere Haltung«, von der bereits wiederholt die Rede war, zum Tragen kommt. (Diese innere Haltung muß sich schließlich im konkreten Handeln und Verhalten niederschlagen, sonst nützt sie nicht viel.)

So ein »Grundmuster des Verhaltens« besteht immer aus zwei Dingen:

— den Elementen des Handelns (das konkrete Tun) und

— deren Anordnung oder Zuordnung zueinander (z. B. Reihenfolge, Wichtigkeit u. ä.).

Ein mehrdimensionales Muster

In unserem Falle kann das freilich kein eindimensionales Muster sein, wie etwa eine Liste von Handlungsschritten, die man von oben bis unten »durchzumachen« hat.

Bedenkt man die Vielschichtigkeit (Mehrdimensionalität) der Natur des Menschen und des Phänomens Gesundheit/Krankheit, dann versteht sich das eigentlich von selbst:

Angemessen kann der Umgang mit diesem Phänomen nur sein, wenn er dessen Mehrdimensionalität, das Ineinander-Verwoben-Sein der verschiedenen

Ebenen, aufgreift und ebenfalls mehrdimensional darauf antwortet. Sowohl die körperliche (materielle) Ebene ist zu berücksichtigen, als auch die psychisch-geistige und die soziale.
Ein bloßes Nacheinander ist dabei in der Realität, in der praktischen Wirklichkeit, ohnehin nicht möglich. In allem, was wir tun (oder lassen), steckt dieses gleichzeitige Vorhandensein aller Dimensionen, nur (s. o.) ist uns das meistens nicht bewußt, oft verhängnisvollerweise.

Das Muster der »Pillentherapie«

Selbst wenn wir z. B. mit Tabletten, Sprays und Tropfen einen chemischen Feldzug inszenieren, um die Symptome einer Erkältung (Kopfschmerz, Abgeschlagenheit, Schnupfen) »niederzuknüppeln«, gehorcht diese »Behandlung« einem mehrdimensionalen Muster.
Ich will dieses Muster hier kurz beschreiben, um den Unterschied zum Muster eines naturgemäßen Umgangs mit Erkältungen besonders deutlich zu machen.
Die Elemente, aus denen es besteht, könnte man bezeichnen als
1. Ignoranz
2. Vergewaltigung
3. Vergiftung
4. Betrug
Das klingt sehr martialisch, und genau das ist es auch. Jedes dieser Handlungselemente umfaßt alle Ebenen der Person des Handelnden, die körperlich-materielle, die psychisch-geistige und sogar die der sozialen Beziehungen:

— Ignoranz und Vergewaltigung auf der materiellen Ebene äußern sich darin, daß man sich bei dieser Art der »Behandlung« tatsächlich um die Krankheit nicht kümmert, keine Rücksicht auf den erkrankten, d.h. auf den in einem Abwehrkampf begriffenen Organismus nimmt, sondern so tut, als wäre alles wie sonst, und sein volles »Programm« unverändert »durchzieht«.

Verleugnen des Krankseins

Um das überhaupt zu können, muß man auf der psychisch-geistigen Ebene die Tatsache, daß man erkältet ist, verdrängen, gewaltsam ignorieren also, und sich auf keinen Fall das Gefühl des Erkranktseins eingestehen.

Auf der Ebene der sozialen Kontakte ist es genauso: Nichts wird geändert, keine Verabredung abgesagt, kein Termin verschoben; vor allem in den konfliktbeladenen Beziehungen — sei es zum Partner, zum Chef oder zu Kollegen — glaubt man, sich eine Erkrankung (Schwächung) nicht leisten zu können, und besteht nur um so hartnäckiger auf seiner Position.

Dieses krampfhafte Nicht-wahrhaben-Wollen vergewaltigt Körper, Seele, Geist und soziale Beziehungen.

— Vergiftung und Betrug: Auf der körperlich-materiellen Ebene erreicht die Vergewaltigung ihren reinsten Ausdruck, indem man symptomunterdrückende Medikamente schluckt. Auf diese Weise hindert man den Organismus gewaltsam an der ihm gemäßen Auseinandersetzung mit den Erregern. Für den Organismus sind solche Medikament pures Gift: sie lähmen ihn.

Behinderung des Organismus

Und Betrug: Man betrügt ihn um seine natürlichen Möglichkeiten. Man betrügt freilich auch seine Seele und sein Bewußtsein mit solchen Maßnahmen:

Betrug an Körper und Seele

Die Hoffnung, um die Erkrankung herumzukommen, indem man ihre Symptome mit Gewalt unterdrückt, ist nicht nur an sich schon Selbstbetrug, sondern sie betrügt auch die Psyche um die Chance, daß ihr auf dem Umweg über die körperliche Erkrankung endlich Gehör verschafft wird (siehe weiter unten).

Und selbst auf der sozialen Ebene kann man im übertragenen Sinne von Vergiftung und Betrug sprechen: Man spielt den Gesunden, Starken ja nur vor; man spielt auch das Bedürfnis nach Geselligkeit nur vor (vielleicht ohne daß man sich selbst bewußt ist, daß man nur spielt), denn ließe man die Erkältung zu, wäre einem eher nach Alleinsein und Abgeschiedenheit.

Belügen der sozialen Umwelt

Ganz kraß ausgedrückt: Man lügt mit Hilfe von Tabletten. Und das heißt: Man vergiftet seine zwischenmenschlichen Beziehungen.

Daß dieses Handlungsmuster eigentlich schwachsinnig ist, sieht bei nüchternem Blick jeder. Dennoch ist es das übliche Muster, den Erkältungen zu begegnen und mit ihnen umzugehen.

Daß man freilich damit nicht weit kommt, wissen wir alle: Anstatt die Erkältung »auszutricksen«, fangen wir uns auch noch eine oder mehrere der — dann nicht mehr zu ignorierenden! — Zusatzinfektionen ein.

Naturgemäßer Umgang mit Erkältungskrankheiten

Erkennen und bewußt werden

Der erste Schritt weg von diesem unsinnigen und die ganze Person schädigenden Verhaltensmuster ist tatsächlich, daß man es erkennt (gewahr wird), sich seines mehrdimensionalen (oder ganzheitlichen) Charakters bewußt wird und — ihn sich eingesteht! Es ist eben nicht damit getan, zu erkennen, daß die symptomunterdrückende »Chemobehandlung« Mittel verwendet, die dem Körper nur schaden, und es deshalb mit natürlichen, »sanften« Mitteln versuchen zu wollen. Ein Gewinn ist das nur dann, wenn man gleichzeitig das ganze Muster des Umgangs mit der Krankheit ändert und sich klar darüber ist, daß es immer um *alle* Ebenen unserer Gesundheit geht, ganz gleich, wie man nun handelt.

Das Grundmuster eines wirklich naturgemäßen Umgangs mit den Erkältungskrankheiten besteht aus folgenden Elementen:

Das bedeutet naturgemäß behandeln

1. Hinwendung (zu sich selbst und zur Krankheit)
2. Reinigung (von Giften und Blockaden)
3. Stärkung (der Selbstheilungskräfte)
4. Heilung (als Erstarken der Person)

»Hinwendung«

Die ersten Anzeichen dafür, daß ein paar der immer und überall herumschwirrenden Erkältungsviren die inwendigen Schutzschichten des Organismus durchbrechen und sich in irgendeiner Schleimhaut einnisten konnten, sind uns allen aus zahlreichen vorangegangenen Erkältungen genauestens bekannt. Bis zu einem gewissen Grade sind sie ja sogar individuell »typisch«: Jeder weiß, wie bei ihm typischerweise eine Erkältung beginnt. Und jeder merkt auch, wenn diese Anzeichen (Signale) auftauchen, und weiß dann, was sie bedeuten: Eine Erkältung ist im Anzug.

Signale des Organismus ernst nehmen

Ein naturgemäßer Umgang mit der heraufziehenden Erkältung (eigentlich ist sie ja bereits da: Das Immunsystem kämpft bereits mit Maßnahmen, die nicht zur Routinearbeit gehören) erfordert jetzt eine ganz bewußte Hinwendung zu dem, der diese Signale aussendet: zum Organismus.

Dazu gehört das Innehalten im alltäglichen Programm. Die Signale des Organismus sind — richtig verstanden — auch Stoppsignale! Man darf sie nicht einfach ignorieren. Innehalten bedeutet anhalten und Abkehr vom Streß, und zwar sofort. Man soll sich bewußt herausnehmen aus der »Maschinerie« des Alltags und sich auf sich selbst, seinen Organismus und die Vorgänge in ihm konzentrieren, d. h. sich ihnen zuwenden. Vor allem, um sie als das wahrzunehmen, was sie sind, nämlich Symptome einer Erkrankung.

Abkehr vom Alltag

Dabei sollte man sich vor Augen führen, daß die Erkrankung in keinem Falle auf widrige Umstände in der Außenwelt zurückzuführen ist und auch nicht auf einen gezielten Angriff bösartiger Viren, sondern in jedem Falle auf ein Versagen der körpereigenen Abwehr. Die »Umstände«, unter denen wir leben, sind immer widrig, und die Viren sind ebenfalls immer vorhanden. Was nicht so ist wie sonst, sind wir selbst:

Die Abwehr unseres Organismus arbeitet nicht wie gewohnt; nur deshalb konnten die Erkältungsviren bis in die Schleimhautzellen vordringen. Das gilt es zu akzeptieren, anzunehmen und zu reflektieren.

Nachdenken über Hintergründe

Es gehört zur Hinwendung dazu, daß man sich die Frage stellt:

Warum hat die körpereigene Abwehr versagt? Was ist los mit mir (!), daß sie nicht ordentlich arbeitet?

Bewußte Übernahme von Eigenverantwortung

Sich das ganz ernsthaft zu fragen und auch ernsthaft nach Antworten — und zwar ehrlichen Antworten! — zu suchen, ist ein sehr wesentlicher Schritt. Er bedeutet letztlich, daß man bereit ist, für den gesamten Prozeß der Erkrankung und Gesundung (Heilung) selbst die Verantwortung zu übernehmen.

Das heißt zwar keineswegs, daß man alles, was zur Gesundung erforderlich ist, selbst bewerkstelligen muß, aber es heißt, sich mit diesem Prozeß zu beschäftigen, sich um ihn zu kümmern und nach Kräften (und auf allen Ebenen!) an ihm mitzuwirken durch konkretes Handeln.

Hinwendung zu sich selbst und zur Tatsache, daß man erkrankt ist, zeigt sich auch auf der sozialen Ebene.

Verabredungen absagen

Hier bedeutet es zunächst einmal Einschränkung der sozialen Kontakte, möglicherweise Absage von Verabredungen, Terminen, Geselligkeiten; auch hier also Innehalten.

Aber es bedeutet nicht die innerliche Abkehr vom sozialen Beziehungsgeflecht, in das man eingebunden ist, sondern eigentlich genau das Gegenteil, nämlich gedankliche und emotionale Hinwendung. Wenn man ehrliche Antworten sucht auf die Frage »Was ist eigentlich los, was steckt hinter meiner Abwehrschwäche?«, wird man den Bereich seiner zwischenmenschlichen Beziehungen nicht aussparen können. Möglicherweise waren es ja nicht ausschließlich Zumutungen auf der körperlich-materiellen Ebene, mit denen man seine körpereigene Abwehr geschwächt hat*, sondern auch oder sogar hauptsächlich psychische »Belastungen«, z. B. aufgrund von Konflikten in den zwischenmenschlichen Beziehungen (vgl. S. 37).

Zwischenmenschliche Beziehungen »durchdenken«

* Aber selbst diese Unvernünftigkeiten stehen meist nicht für sich allein. Wer z. B. nach einem sonnigen Herbsttag noch bis in dieNacht hinein in luftiger Kleidung im Straßencafé sitzt und sich auf diese Weise »verkühlt«, hat dafür Gründe, die auf der psychischen oder sozialen Ebene zu suchen sind.

Es ist jedenfalls sehr wahrscheinlich, daß diese Beziehungen zumindest beteiligt sind. Und damit ist nicht gemeint, daß man vielleicht Kontakt mit jemanden hatte, der selbst erkältet war und deshalb Viren »versprüht« hat; eine gesunde, starke körpereigene Abwehr wäre auch damit fertig geworden. Aber nicht ausgetragene Konflikte, uneingestandene Aggressionen, empfangene und »hinuntergeschluckte« Demütigungen u.ä. können die Abwehr schwächen oder sogar dafür sorgen, daß der Organismus sich »willentlich« den Viren preisgibt.

Hinspüren

All diese Möglichkeiten zu bedenken und hinzuspüren, welche Empfindungen an welcher Stelle eintreten und was es mit ihnen auf sich hat, gehört zum Element der »Hinwendung« dazu.

Und hier schwingt bereits ein weiteres Element des naturgemäßen Umgangs mit der Krankheit mit: die Reinigung.

Seine zwischenmenschlichen Beziehungen ehrlich anzuschauen und sich ihren tatsächlichen Zustand bewußt zu machen, bedeutet bereits eine zumindest innerliche »Bereinigung«.

»Reinigung«

Reinigung des Organismus

Das Element »Reinigung« ist auf der körperlich-materiellen Ebene ganz praktisch zu verstehen, und zwar als konkrete Maßnahmen:

— Reinigung des Darms durch Einlauf (eingeleitete Darmentleerung) und salinische Darmberieselung
— Anregen der Selbstreinigung und Entschlakkung des Organismus durch Heilfasten (Teefasten)
— Unterstützen dieses Reinigungsprozesses durch

Verzicht auf Genußgifte und »Gewohnheitsmedikamente«

Diese Maßnahmen entlasten den Organismus und schaffen die Voraussetzungen dafür, daß er den Großteil seiner Energien auf den Kampf gegen die Erreger und die Wiederherstellung (Regeneration) bereits zerstörten oder angegriffenen Gewebes verwenden kann:

— Die durch einen Einlauf (Beschreibung siehe S. 92) auf sanfte Weise eingeleitete Darmentleerung schafft einerseits die dort angesammelten Giftstoffe oder sich bereits tummelnden Erkältungsviren hinaus und ist andererseits für den Organismus das Signal, daß Verdauungsarbeit von ihm zur Zeit nicht verlangt wird, sondern daß jetzt das Ausscheiden von Giftstoffen und Krankheitserregern auch von der »Person« des Erkrankten als Hauptaufgabe akzeptiert wird. Natürlich darf man dem Organismus dann auch tatsächlich nichts mehr zum Verdauen zuführen, also nichts mehr essen.

Einlauf zur Entschlakkung und Entgiftung

— Das Heilfasten (Beschreibung siehe S. 90) — sofort und richtig durchgeführt als Teefasten — bedeutet für den Organismus die konkrete Entlastung von der Verdauungsarbeit, für die er sonst ein Drittel seiner gesamten Energie aufwenden müßte, und bewirkt außerdem ein »Umschalten« seiner ganzen Lebensweise auf »Ernährung aus den körpereigenen Reserven«.

Heilfasten zur Entgiftung

Die Notwendigkeit, sich ganz auf sich selbst konzentrieren zu müssen — von außen also nichts mehr erwarten zu können—, regt den Organismus außerdem zu einem generellen Reinigungsprozeß an. Er ist bestrebt, alles, was ihn behindert oder seine Funktionsabläufe stört, herauszulösen und auszuscheiden.

Spezielle Tees (s. S. 90) als »Fastenkost« unterstützen diese Bestrebungen.

Selbstheilungskräfte aktivieren

Das Wort »Heilfasten« deutet schon darauf hin, daß dabei gleichzeitig eine »Heilung aus eigener Kraft« in Angriff genommen wird, d.h., daß die Selbstheilungskräfte, der »innere Arzt«, aktiviert werden.

Verzicht auf Genußgifte

— Daß man diesen Entgiftungs- und Heilungsbestrebungen des Organismus nicht durch den Konsum von Genußgiften (Kaffee, schwarzer Tee, Alkohol, Zigaretten) oder »Gewohnheitsmedikamenten«, die man sich selbst gegen allerlei Unpäßlichkeiten »verordnet« hat, in den Rücken fallen darf, ist einleuchtend.

Während der ganzen Zeit der Erkrankung — Gesundung sollte man sich von diesen Giften »rein halten«.

Loslassen von Verkrampfungen und Ängsten

Auf der psychischen Ebene bedeutet das Element »Reinigung« zunächst einmal Loslassen von Verkrampfungen, von Verbissenheit und Hadern mit dem Schicksal, das einen in Form der Erkältungsviren ereilt hat, und vom Sichgrämen über dieses Unglück. Das alles blockiert die Kanäle, in denen die psychischen Energien fließen.

Diese Kanäle gilt es frei zu machen, wenn im psychischen Bereich — der am Krankheitsgeschehen und an der Gesundung ganz sicher in irgendeiner Form beteiligt ist — etwas »in Fluß kommen« soll.

Auch Angst vor dem Krankwerden und Nicht-mehr-voll-einsatzfähig-Sein ist eine solche Blockade, vielleicht sogar die schlimmste. Angst ist sprachlich verwandt mit »Enge«, und das bedeutet auf der körperlichen Ebene Verspannung, Krampf, Verstopfung (im Falle einer Erkältung kann das heißen, daß der Schnupfen sich »festsetzt«, z. B. in den Nasennebenhöhlen).

Heilfasten zur psychischen Reinigung

Das Heilfasten, das zunächst wie eine rein körperliche Maßnahme aussieht, bewirkt auf der psychischen Ebene Vorgänge, die man ebenfalls durchaus als Reinigung betrachten kann.

Manche Fastenärzte sprechen von »Seelenmüll«, der heraufgeholt und ausgeschieden wird, oder von einer »Entrümpelung« der seelischen Bereiche.

Auf jeden Fall aber lösen sich beim Fasten auch seelische Blockaden und Verspannungen, so daß alte, bislang verdrängte (aber keineswegs verarbeitete!) Konflikte, Verletzungen, »Komplexe« usw. wieder in bewußte Bereiche aufsteigen und dort bearbeitet werden können; und sich auch bearbeiten lassen: Die psychische Energie, die wieder fließen kann, wenn die Verspannung sich löst, reicht allemal dazu aus.*

Unterstützen durch Übungen

Gerade dieses Ent-spannen der psychischen Kanäle kann man (und sollte man) durch entsprechende körperliche und geistige (meditative) Übungen forcieren/unterstützen (s. S. 146).

Auch auf der sozialen Ebene spielt das Element »Reinigung« eine wesentliche Rolle im naturgemäßen Umgang mit dem Erkranktsein.

Die oben bereits angesprochene innerliche Bereinigung (oder jedenfalls das Bemühen darum!) des eigenen Verhältnisses zu »den anderen« ist nur die eine Seite. Die andere ist das konkrete Verhältnis zu

* Falls der seltene Fall eintreten sollte, daß sie doch nicht ausreicht, man also in eine auftauchende psychische Problematik so tief hineingerät, daß man die Hilfe eines Fachmanns in Anspruch nehmen muß, dann war es höchste Zeit dazu!

den Menschen, mit denen man auch während des Krankseins in direktem Kontakt steht: Partner, Familie, enge Freunde und gegebenenfalls der Arzt oder sonstige Therapeut (»Therapeut« bedeutet im Altgriechischen neben »Pfleger« auch »Waffengefährte«).

Offenheit im Umgang mit den Bezugspersonen

Bereinigen oder Reinigen meint hier das Klären dieses Verhältnisses in einer Haltung der Offenheit und Wahrhaftigkeit: es geht um das Ausbalancieren der Ansprüche auf der einen und der Bereitschaften auf der anderen Seite.

Man muß sich darüber klar sein, was man von den Personen dieses Kreises erwartet, und das auch deutlich aussprechen. Uneingestandene Erwartungen werden meist — fast zwangsläufig! — enttäuscht, und enttäuschte Erwartungen wiederum erzeugen innere Verspannungen, die (siehe oben) einer Heilung gewiß im Wege stehen.

Keine Macht ausüben mit dem Kranksein

Es geht aber auch darum, das eigene Kranksein den anderen gegenüber nicht als Machtmittel zu gebrauchen. Der psychische Druck, den man auf andere ausübt, das Operieren mit der eigenen Hilfsbedürftigkeit, dem Gefühl des Verpflichtetseins und dem schlechten Gewissen der anderen wendet sich unweigerlich gegen einen selbst und belastet dann, wo doch Entlastung erforderlich ist.

»Stärkung der Selbstheilungskräfte«

Zentrales Element: Hilfestellung

Hilfestellung ist zweifellos das beherrschende Element des naturgemäßen Umgangs mit der Krankheit. Auch die bewußte Hinwendung zu sich selbst und zur Tatsache der Erkrankung, sowie das Element der Reinigung, dienen ja letztlich nur diesem Zweck: dem Organismus, besser: der ganzen Person in all ihren Dimensionen, in dem Prozeß der Erkrankung — Gesundung Hilfestellung zu leisten, ihr gleichsam den Rücken zu stärken.

Auch das Spektrum der praktischen Maßnahmen, der naturheilkundlichen Anwendungen und Heilmittel, der Entspannungstechniken und psychischen Trainings und der energetischen Therapiemaßnahmen dient diesem Zweck:

Stärkung der Selbstheilungskräfte, des »inneren Arztes«.

Selbst wenn manche dieser Mittel oder Maßnahmen vordergründig betrachtet lediglich Symptome lindern, dient das letztlich der unbehinderten Entfaltung der Selbstheilungskräfte.

Diese Selbstheilungskräfte sind jedoch nicht gleichzusetzen mit dem Abwehrsystem des Organismus. Das gehört zwar dazu, ist ein wichtiges Instrument des »inneren Arztes«, aber nicht er selbst.

Der »innere Arzt« (vgl. S. 56) ist eine ganzheitliche, mehrdimensionale Instanz, die weder genau zu lokalisieren noch erschöpfend zu beschreiben ist. Es entzieht sich einfach unserer Kenntnis, wer oder was dieser »innere Arzt« nun eigentlich ist: Er ist die Instanz, die unsere Abwehrsysteme und psychischen Kräfte zum Einsatz bringt und lenkt; mehr wissen wir nicht.

Heilung nicht von außen möglich

Wichtig für eine naturgemäße Behandlung ist vor allem das Bewußtsein, daß wir uns Gesundung und Heilung nicht von außen einflößen oder an uns herantragen lassen können, so daß wir sie nur noch zu schlucken brauchen, sondern ausschließlich von den eigenen, inneren Kräften erwarten können.

Nun wirken allerdings alle Mittel — auch die »aus der Natur« —, Anwendungen oder sonstigen Maßnahmen von außen auf uns ein. Entscheidend ist jedoch das Ziel, das sie verfolgen:

Wollen (oder sollen) sie gleichsam die Macht an sich reißen und die Heilung selbst in die Hand nehmen (Erreger eigenständig vernichten, Gefühle und Konflikte einfach betäuben u. ä.), so daß wir als Erkrankte nur noch Objekt ihrer Wirkungen sind, oder sollen sie lediglich den Selbstheilungskräften in uns günstigere Entfaltungsbedingungen schaffen, bzw. sie einfach durch feine (sanfte) Impulse zu vollem Einsatz anregen?

Aktiv sein auf allen Ebenen der Person

Im zweiten Fall, der einer naturgemäßen Behandlung entspricht, bleiben wir das handelnde Subjekt im Prozeß der Erkrankung — Gesundung, und sogar auf eine Weise, die unsere ganze Person umfaßt und herausfordert: äußerlich, indem wir aktiv sind (anstatt abzuwarten, was mit uns gemacht wird!), d.h. anwenden, massieren, meditieren, aktiv entspannen usw., und innerlich, indem wir Eigenverantwortung übernehmen, Selbstvertrauen und ein Bewußtsein von den Hintergründen der Erkrankung entwickeln, wie auch den Mut, den mehrdimensionalen, vielschichtigen und dynamischen Charakter unserer Gesundheit und Krankheit wahrzunehmen — und anzunehmen.

»Heilung«

Heilung ist zwar Ziel jeder Behandlung, hat jedoch im Verständnis des naturgemäßen Umgangs mit der Krankheit einen erweiterten und leicht abgewandelten Bedeutungsinhalt.

Versteckte Krankheitsherde

Auf der körperlich-materiellen Ebene meint Heilung auch hier: Vernichtung und Ausscheidung der Erreger und Wiederherstellung der angegriffenen Organe.

Aber bereits auf dieser Ebene zeigen sich Unterschiede zur »Heilung« durch Chemotherapie (die

Die praktischen Maßnahmen und Mittel

Um die verschiedenen Elemente eines wirklich naturgemäßen Umgangs mit den Erkältungskrankheiten durch konkretes Handeln in die Tat umzusetzen, steht ein breites Spektrum von naturgemäßen Methoden, Anwendungen und natürlichen Heilmitteln zur Verfügung. Die im folgenden beschriebenen und empfohlenen Anwendungen und Mittel wurden danach ausgewählt,

— ob sie sich tatsächlich in Eigenbehandlung zu Hause durchführen lassen,
— ob sie miteinander vereinbar sind, einander also nicht widersprechen, sondern sich vielmehr ergänzen,
— und ob sie nach dem beschriebenen ganzheitlichen, mehrdimensionalen Muster in einen wirklich naturgemäßen Umgang mit den Erkältungskrankheiten integrierbar sind.

Sie haben sich sowohl in der gesonderten Anwendung als auch bei der Anwendung im Verbund bewährt. Sie entstammen sehr unterschiedlichen Heilweisen (Heilmethoden), denen zum Teil auch unterschiedliche Sichtweisen des Phänomens Krankheit/Gesundheit zugrunde liegen. Gemeinsam ist ihnen jedoch die ganzheitliche, mehrdimensionale Sicht des Menschen und seiner Natur.

Folgende Heilweisen bzw. -methoden wurden aufgenommen:

— Naturheilkunde (abendländischer Tradition),
— Homöopathie,
— Akupressur,
— autogenes Training,

— geführte Meditation und
— Psychotherapie (Elemente esoterischer Psychologie).

Da für die Wirksamkeit der Behandlung, ja sogar der Mittel, von Bedeutung ist, ob man versteht, was man tut oder schluckt, das Bewußtsein also eine entscheidende Rolle spielt, habe ich der Beschreibung der verschiedenen Anwendungen eine kurzgefaßte Darstellung ihres weltanschaulichen Hintergrundes vorangestellt.

Naturheilkunde (Anwendungen und Heilmittel)

Theoretischer Hintergrund

»Naturheilkunde« ist eine ursprünglich abfällig gemeinte Sammelbezeichnung für all jene Heilmethoden, die von der naturwissenschaftlichen Medizin des 19. Jahrhunderts als unwissenschaftlich verworfen wurden.

Inzwischen beruft sich die »Naturheilkunde«, die der Ächtung zwar entkommen, aber von der wissenschaftlichen Medizin noch längst nicht voll anerkannt ist, auf Paracelsus* als ihren Urvater. Ihm wird der Ausspruch zugeschrieben, den die Naturheilkunde zu ihrem Leitsatz gemacht hat: »Die Natur heilt, der Arzt hilft ihr dabei.«

Ein geschlossenes System, dem eine einheitliche Theorie (oder ein einheitliches Bild) von Krankheit und Heilung zugrunde liegt — etwa wie der Homöopathie, siehe S. 123 —, ist auch die

* Sie könnte sich auch auf Hippokrates, den Begründer der konventionellen naturwissenschaftlichen Medizin, berufen, denn auch er betonte die Wichtigkeit einer naturgemäßen Heilbehandlung. Auf Paracelsus beruft sich kurioserweise auch die Pharmazie, deren aufwendigen chemischen Verfahren die Naturheilkunde äußerst ablehnend gegenübersteht.

zeitgenössische Naturheilkunde nicht, sondern sie umfaßt ein breitgefächertes Spektrum verschiedenartigster Auffassungen und Methoden (Therapien). Nur der kleinere Teil davon eignet sich zur Eigenbehandlung, der weitaus größere ist der Anwendung durch den Fachmann vorbehalten. In allen wirkt jedoch eine Reihe von Grundsätzen, nach denen die Naturheilkunde handelt und durch die sie sich (zum Teil) von der naturwissenschaftlichen (konventionellen) Medizin unterscheidet:

- Oberster Grundsatz ist, immer den ganzen Menschen zu behandeln, anstatt sich lediglich auf einzelne Organe oder Krankheitssymptome zu konzentrieren. Zumindest ist damit der Organismus als ganzer gemeint; aber auch die psychische Ebene wird — jedenfalls dem Anspruch nach — in die Behandlung einbezogen.
- Nach Möglichkeit (ausgenommen sind nur Notfälle) soll sich die Behandlung auf die Aktivierung und Stärkung der Abwehr- und Selbstheilungskräfte des Organismus und die milde Linderung der Krankheitssymptome beschränken.
- Dazu gehört die Entgiftung und Entschlackung des Organismus zur Wiederherstellung eines gesunden, abwehrstarken Milieus.
- Deshalb auch sollen nur solche Mittel als Heilmittel verwendet werden, die in der Natur vorkommen: mineralische, tierische und pflanzliche Stoffe. Künstliche, auf chemischem Weg erzeugte Wirkstoffe sind nur in akuten Notfällen erlaubt.
- Bei Heilpflanzen wird das Heilmittel in der Regel durch einfachste Verfahren gewonnen, und die Pflanze bzw. Pflanzenteile werden nach Möglichkeit ganz verwendet.

Im folgenden sind nur solche naturheilkundlichen Anwendungen (und Verfahren) beschrieben, die im naturgemäßen Umgang mit den Erkältungskrankheiten tatsächlich in Eigenbehandlung (oder unter Mithilfe einer weiteren Person) zu Hause durchgeführt werden können.

HEILFASTEN

Vorbereitung

Zum Heilfasten müssen Sie lediglich eine genügende Menge der unten angegebenen Kräuterteesorten, ein paar Zitronen oder Orangen, kaltgeschleuderten Honig und — wenn Sie mögen — ein nitrat- und natriumarmes Mineralwasser zu Hause haben. Da Einläufe und salinische Darmberieselungen durchgeführt werden müssen, brauchen Sie auch ein Einlaufgerät (s. S. 92) und Salz (s. S. 94).

Durchführung

Nach einem ersten Einlauf und der salinischen Darmberieselung nehmen Sie keine feste Nahrung mehr zu sich, sondern nur noch 1½ bis 2 l Flüssigkeit pro Tag in Form von Kräutertees und evtl. Mineralwasser.

Fastenkost

Besonders eignen sich für das Teefasten:
Lindenblütentee (s. S. 119), Holundertee (s. S. 118), Hagebuttentee (s. S. 118), Berberitzentee (s. S. 116) und Kamillentee (s. S. 118). Beachten Sie dabei aber die jeweils angegebene Tagesdosis für jede Teesorte.
Geben Sie in den Tee jeweils 1 Teelöffel Honig und etwa 1 Teelöffel frischgepreßten Zitronen- oder Orangensaft und trinken Sie ihn heiß, wenn Sie frösteln bzw. kühl (nicht eiskalt), wenn Sie fiebern.

Begleitmaßnahmen

Vergessen Sie während des Heilfastens keinesfalls die täglichen Einläufe (s. S. 92 ff) und eine tägliche salinische Darmberieselung (s. S. 95).

Fastendauer

Wenn Sie das Heilfasten mit den vorgeschriebenen Darmentleerungen als Auffangmaßnahme anwenden, also sofort nach dem

ersten Auftauchen eines oder mehrerer Symptome, dann fasten Sie so lange, bis alle Symptome verschwunden sind; das kann innerhalb von 24 Stunden der Fall sein.
Wenn Sie das Heilfasten mit den vorgeschriebenen Darmentleerungen anwenden, wenn sich die Krankheit bereits im akuten Stadium befindet, dann fasten Sie, bis die Symptome abgeklungen sind, also keine akute Erkrankung mehr besteht, und sich ein gesundes Gefühl von Hunger und Appetit einstellt.
Bedenken Sie, daß Sie nach den Heilfastentagen eine besondere Kost zu sich nehmen müssen: gedünstetes Gemüse, Rohkost, Quark, Joghurt, frisches Obst und Vollkornbrot. Meiden Sie Salz und Zucker, würzen Sie statt dessen mit reichlich Kräutern und Honig und verzichten Sie unbedingt auf Fleisch, das den Organismus nach dem Fasten zu stark belasten würde.

Wirkung
Durch das Heilfasten werden im Körper Energien freigestellt, die er sonst zur Verarbeitung und Speicherung der aufgenommenen Nahrung einsetzt. Diese freigesetzten Energien können nun dem Selbstheilungsprozeß zugute kommen, dem »inneren Arzt«.
Der Körper konzentriert sich während des Heilfastens verstärkt auf Ausscheidung, während einer Erkrankung also auf die Ausscheidung von Krankheitsstoffen.
Um den Körper in dieser Leistung zu unterstützen, ist es unbedingt notwendig, sowohl durch Einläufe und salinische Darmberieselung den Darm als auch durch vermehrtes Trinken (1½—2 Liter) die Nieren ständig von den dort angesammelten Giftstoffen zu befreien, da es sonst zu einer gefährlichen Rückvergiftung des Körpers kommen kann.
Durch Heilfasten als Sofortmaßnahme beim ersten Auftauchen eines oder mehrerer Symptome kann eine beginnende Erkältungskrankheit aufgefangen werden, d.h., sie kommt nicht zum Ausbruch.
Heilfasten als Maßnahme bei einer akuten, also schon ausgebrochenen Erkältungskrankheit wird den Verlauf mildern, die Wir-

kung der anderen Anwendungen steigern und den Heilungsprozeß verkürzen.

Achtung!
Während des Heilfastens ernährt sich der Körper von seinen eigenen Reserven, es ist also völlig ungefährlich, für ein paar Tage auf feste Nahrung zu verzichten.
Es sei nochmals darauf hingewiesen, daß Heilfasten untrennbar mit regelmäßig eingeleiteten Darmentleerungen und mit vermehrter Flüssigkeitsaufnahme (1½—2 Liter täglich) verbunden ist.

EINLAUF

Vorbereitung
Für den Einlauf ist ein entsprechendes Einlaufgerät nötig. Am einfachsten zu handhaben ist der Irrigator (Fa. Hartmann, ca. 35,— DM, erhältlich in der Apotheke), der aus einem 1-Liter-Becher mit Auslauftülle, einem Gummischlauch, einem Zwischenstück mit Absperrhahn und einem Einführrohr besteht.
Es gibt aber auch Geräte, die das Wasser mit Hilfe eines kleinen Gummiballs in den Darm pumpen (z.B.

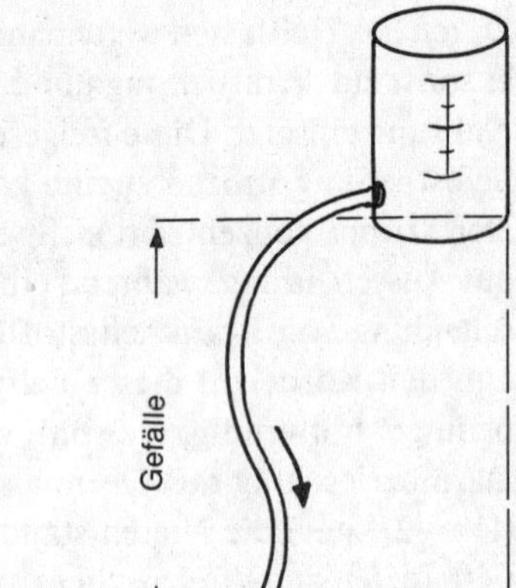

»Klysopomp«, Fa. Continental); auch verwendbar — aber für mehrere Einläufe letztlich zu teuer — sind Einmalklistiere aus der Apotheke (ca. 3,50 DM/Stück).

Durchführung

Setzen Sie den Irrigator zuerst wie in der Zeichnung abgebildet zusammen; der Absperrhahn ist geschlossen. Nun füllen Sie den Becher mit ca. einem halben Liter reinem Leitungswasser, also ohne Zusätze. Die Wassertemperatur richten Sie nach dem eigenen Bedürfnis; normalerweise wird der Einlauf mit körperwarmem (also ca. 37° C) Wasser durchgeführt.

Bei Schüttelfrost oder Frieren wählen Sie eine höhere Temperatur (an der Innenseite des Handgelenks oder an der Wange ausprobieren, die Temperatur darf dort nicht als heiß empfunden werden) und bei Fieber und Hitzegefühl eine niedrigere (20° bis 26° C).

Hängen Sie den wassergefüllten Becher an die Türklinke oder an einen Haken; es muß ein Höhenunterschied zwischen Becher und Einführrohr bestehen, damit das Wasser fließen kann.

Entlüften Sie den Schlauch jetzt dadurch, daß Sie den Absperrhahn so lange öffnen, bis Wasser aus dem Einführrohr rieselt, und schließen Sie ihn dann wieder.

Den Einlauf können Sie in verschiedenen Körperhaltungen durchführen: in der Hocke, sitzend (am besten auf der Toilette), auf dem Bauch oder der Seite liegend oder — am bequemsten und unverkrampftesten — in der sogenannten »Demutshaltung«, in der Sie sich mit Knien und Ellbogen am Boden abstützen.

Das Einführrohr wird ungefähr 8—9 cm tief durch den After in den Darm eingeführt; das geht ganz leicht, wenn Sie, wie beim Stuhlgang, mit der Darmmuskulatur leicht dagegen drücken.

Vergessen Sie nicht, ruhig weiterzuatmen, und entspannen Sie die Bauchdecke.

Nun öffnen Sie den Absperrhahn; innerhalb von 30—45 Sekunden ist das Wasser in den Darm eingelaufen.

Nach einigen Minuten, manchmal auch schon kurz nach dem Einlauf, setzt Stuhldrang ein; zuerst wird ein Teil des Wassers, später (nach etwa ½ Stunde) Darminhalt von ziemlich wäßriger Beschaffenheit ausgeschieden.
Wenn ein Einlauf — was selten vorkommt — nicht zur Darmentleerung führt, das Wasser also im Darminneren verbleibt, dann ist das überhaupt nicht bedenklich oder gar gefährlich. Dann hat Ihr Körper vorher unter erheblichem Flüssigkeitsmangel gelitten und ihn einfach durch den Einlauf ausgeglichen. Wiederholen Sie dann den Einlauf, notfalls mit einer (ungefährlichen) Zugabe von Kochsalz in das Einlaufwasser (25 g Salz in ½ Liter Wasser). Das Salz verhindert das »Aufsaugen« des Einlaufwassers durch die Darmwände.
Nach der Darmentleerung legen Sie sich ins Bett und halten sich warm.

Häufigkeit

An dem Tag, an dem sich die ersten Symptome einer Erkältung zeigen, Sie also noch gute Aussichten haben, die Krankheit »aufzufangen«, empfiehlt es sich, mindestens 4 bis 6 Einläufe durchzuführen. Das gleiche gilt für die beiden darauffolgenden Tage — vorausgesetzt, die Erkältungskrankheitssymptome haben sich doch durchgesetzt.
Bei abklingenden Beschwerden sollten Sie täglich zwei Einläufe machen. Besser zu oft als zu selten!

Wirkung

Der Einlauf ist eine unbelastende, schnell wirkende und unkomplizierte Heilungsmethode, die einerseits den Verlauf einer Erkältungskrankheit erheblich mildern und verkürzen und andererseits sogar den Ausbruch der Krankheit verhindern kann — vorausgesetzt, man wendet sie sofort nach Auftritt der ersten Symptome an. Es lohnt sich deshalb wirklich, die eigene, ohnehin fragwürdige Scheu zu überwinden.

Durch den Einlauf wird der Körper stark über den Dickdarm entgiftet. Dort sammeln sich bei einer Infektionskrankheit allerlei Gifte, Schlacken, Viren, Bakterien und deren Zerfallsprodukte an, die, wenn sie nicht rasch ausgeschieden werden, wieder in die Blutbahn gelangen können und dadurch die Erkrankung verschlimmern.
Mittels eines Einlaufs kann der Darm diese schädlichen Stoffe ausscheiden — je öfter, desto besser, denn zwei Stunden nach einem Einlauf befinden sich bereits wieder Giftstoffe im Darm. Deshalb ist es wichtig, den Einlauf im Vorstadium und im akuten Stadium einer Infektionskrankheit mindestens 4mal pro Tag durchzuführen.
Lassen Sie sich nicht irritieren, wenn das entleerte Wasser nach mehreren Einläufen möglicherweise immer klarer wird; es enthält trotzdem Giftstoffe, davon zeugt der üble Geruch.

Achtung!
Der Einlauf ist eines der ältesten Heilmittel überhaupt und völlig ungefährlich.
Ausnahmen sind akute Erkrankungen im Bauchraum, wie z.B. akute Blinddarmentzündung, Bauchfellreizung, Darmgeschwüre. Hier dürfen Einläufe nur nach Absprache mit dem Arzt durchgeführt werden.
Beachten Sie bitte, daß der Einlauf die Wirkung von Anti-Baby-Pillen beeinträchtigen kann.

SALINISCHE DARMBERIESELUNG

Vorbereitung
Sie benötigen dafür Bittersalz oder das besser schmeckende F. X. Passage-Pulver (Fa. Mayer), beides erhältlich in der Apotheke, sowie ¼ Liter lauwarmes Wasser oder Kräutertee mit evtl. ein paar Spritzern frischem Zitronensaft zur Geschmacksverbesserung.

Durchführung

Wenn Sie die salinische Darmberieselung **zusätzlich zum Einlauf** anwenden,
lösen Sie 1 gestrichenen Teelöffel Bittersalz oder 1 gehäuften Teelöffel F. X. Passage-Pulver in ¼ Liter Wasser oder Kräutertee.
Wenn Sie die salinische Darmberieselung **anstelle des Einlaufs** anwenden,
lösen Sie 3—5 gehäufte Teelöffel F. X. Passage-Pulver oder 2 gestrichene Teelöffel Bittersalz in ¼ Liter Wasser oder Kräutertee.
Trinken Sie diese Lösung sofort, wenn die ersten Symptome einer Erkältung auftauchen.
Ist die Krankheit schon ausgebrochen, trinken Sie sie einmal täglich am Morgen (auf nüchternen Magen, falls Sie nicht sowieso fasten).

Wirkung

Da ein Einlauf nur den Dickdarm von Giftstoffen befreit, ist die salinische Darmberieselung die ideale Ergänzung, da sie höhergelegene Darmbereiche reinigt und zusätzlich Magen, Leber, Galle entgiftet.
Nur aus wirklich triftigen Gründen sollte der Einlauf durch die salinische Darmberieselung ersetzt werden. Da ein Einlauf mehrmals am Tag durchgeführt werden kann und soll, ist er das beste Mittel, die sich ständig im Dickdarm ansammelnden Krankheitsstoffe auszuscheiden.

Achtung!

Wie auch der Einlauf kann die salinische Darmberieselung die Wirkung der Anti-Baby-Pille beeinträchtigen.

Beugen Sie sich tief über den Topf, und ziehen Sie die Wolldecke über Oberkörper, Kopf und Topf; dichten Sie die Decke gut ab, der Dampf sollte sich nicht mit der Außenluft vermischen. Nur wenn Sie den Dampf als zu heiß empfinden, lüften Sie die Decke ab und zu ein wenig.
Nachdem Sie den Topfdeckel abgenommen haben, atmen Sie tief ein und aus — und zwar durch Mund und Nase. Nach 10 bis 15 Minuten — die Dampfentwicklung hat dann deutlich nachgelassen — streifen Sie die Decke ab, setzen die Wollmütze auf den Kopf oder wickeln einen Schal entsprechend und gehen sofort — ohne sich abzutrocknen — ins Bett.
Diese Anwendung können Sie mehrmals täglich durchführen.

Wirkung
Inhalationen sind heilungsunterstützende Maßnahmen bei Erkrankungen der Atemwege, wie z.B. Schnupfen, Stirn- und Kieferhöhlenentzündungen, Bronchialkatarrh etc. Sie desinfizieren und befreien die Atemwege, wirken leicht entzündungshemmend und schleimhautabschwellend.

Heilkräuterinhalate

Kamille (generell bei allen Erkrankungen der Atemwege
 6 Eßlöffel Kamillenblüten auf 2 Liter kochendes Wasser

Salbei-Käsepappel-Mischung (bei Entzündungen im Rachenraum)
 3 Eßlöffel Salbeiblätter und 3 Eßlöffel Käsepappelblätter auf 2 Liter kochendes Wasser.

Bronchialmischung* (bei akuten Erkrankungen der Bronchien)
 50 g Pfefferminzblätter
 40 g Schlüsselblumenblüten
 30 g Sauerampferwurzel
 20 g Zinnkraut

* entnommen aus: Rauch, Erich, 1967 (vgl. Literaturverzeichnis)

6 Eßlöffel der Mischung auf 2 Liter kochendes Wasser. Sie können die Mischung, die für mehrere Anwendungen reicht, in der Apotheke herstellen lassen.

Salzinhalat

(wirkt schleimlösend, hustenlindernd, desinfizierend)
½ Teelöffel Emser Salz, evtl. auch Meer- oder Kochsalz auf zwei Liter kochendes Wasser

Pflanzenölinhalat

(desinfiziert und befreit die Atemwege)
einige wenige Tropfen ätherisches Öl (Eukalyptus, Kiefern, Latschen) in kochendes Wasser geben.

Achtung!
Salz- und Pflanzenölinhalationen können Bindehautreizungen der Augen auslösen; inhalieren Sie mit geschlossenen Augen, und seien Sie bei der Dosierung sparsam.

Kräuterteezubereitungen

Anis (bei Verschleimung der Atemwege)
1 Teelöffel Anissamen auf 1 Tasse kaltes Wasser, im Topf langsam erhitzen (mindestens 15 Minuten), bis es aufwallt, dann sofort abseihen, heiß schluckweise trinken.
Nicht mehr als 2—3 Tassen täglich!

Basilikum (allgemein bei Erkältung)
1 Teelöffel Kraut auf 1 Tasse siedendes Wasser, 5 bis 10 Minuten ziehen lassen, abseihen.
Nicht mehr als 2mal täglich nach dem Essen eine Tasse.

Berberitze (entzündungshemmend und leicht fiebersenkend)
4 g Beeren auf 1 Tasse kaltes Wasser, langsam erhitzen (mindestens 15 Minuten), bis es aufwallt, abseihen, heiß schluckweise trinken.
Nicht mehr als 2 Tassen täglich.

Bibernelle (bei fieberhafter Erkältung mit verschleimten Atemwegen, bei Husten und Heiserkeit)
2 Eßlöffel Wurzel auf 1 Tasse kaltes Wasser, langsam erhitzen (mindestens 15 Minuten), bis es aufwallt, abseihen. Maximal 2 Tassen löffelweise über den Tag verteilt schlucken.

Dost (= Oregano; bei Schnupfen und Bronchialkatarrh)
1—2 Teelöffel Kraut mit 1 Tasse siedendem Wasser aufgießen, 5—10 Minuten ziehen lassen, abseihen, heiß schluckweise trinken.
Nicht mehr als 3 Tassen täglich.

Eibisch (bei Heiserkeit, Husten, Bronchitis)
1 Eßlöffel Wurzel auf ¼ Liter kaltes Wasser, 4 Stunden bedeckt stehenlassen, abseihen.
Mit Honig gesüßt stündlich 1—2 Eßlöffel einnehmen.

Eichenrinde (bei Magen-Darmkatarrh)
2 Teelöffel Rinde auf ¼ Liter kaltes Wasser, langsam erhitzen (mindestens 15 Minuten), bis es aufwallt, abseihen, schluckweise heiß über den Tag verteilt trinken.
Nicht mehr als 3 Tassen täglich.

Eisenkraut (bei Bronchialkatarrh und Bronchitis)
1 Eßlöffel Kraut auf ¼ Liter kaltes Wasser, 10 Stunden zugedeckt stehenlassen, abseihen, davon täglich 2 Tassen trinken.

Fenchel (krampf- und schleimlösend bei Husten, Bronchitis)
1 Eßlöffel auf ¼ Liter heißes, nicht kochendes Wasser, 5 Minuten ziehen lassen, abseihen.
Täglich 3 Tassen.

Fichtennadeln (bei Entzündung der Atemwege)
10 g Nadeln über Nacht in 1 Tasse Wasser einweichen, am Morgen langsam (mindestens 15 Minuten) erhitzen, bis es aufwallt, 10 Minuten ziehen lassen, abseihen und mit Honig gesüßt heiß schluckweise trinken.
Täglich 2 Tassen; nicht länger als 7 Tage hintereinander einnehmen, danach 1 Woche Pause einlegen!

Heckenrose (= Hagebutte; vorbeugend gegen Erkältungskrankheiten und Grippe)
2—5 g Früchte oder Samen mit 1 Tasse Wasser 5 Minuten lang kochen, danach 1 Stunde ziehen lassen, abseihen. 3 Tassen täglich; auch über lange Zeit verträglich.

Holunder (bei Grippe, Erkältung, Husten und Schnupfen, wirkt schweißtreibend)
1 Teelöffel Blüten mit 1 Tasse siedendem Wasser aufgießen, 5—10 Minuten ziehen lassen, abseihen, heiß schluckweise trinken, 3 — 5 Tassen täglich.

Huflattich (bei Husten und allen anderen Atemwegserkrankungen)
1 Eßlöffel Blätter auf 1 Tasse kaltes Wasser, kurz aufkochen, abseihen,
je 1 Tasse morgens und abends.

Kamille (bei Hals- und Mandelentzündung als Gurgelwasser; bei Schnupfen und Nebenhöhlenentzündung als Inhalat; bei Magen-Darmkatarrh als Tee)
Gurgelwasser:
4 Teelöffel Blüten auf 2 Tassen kochendes Wasser, 10 Minuten ziehen lassen, abseihen und etwas abkühlen lassen.
Inhalat:
6 Eßlöffel Blüten auf 2 Liter kochendes Wasser.
Tee:
2 Teelöffel Blüten mit 1 Tasse siedendem Wasser überbrühen, 10 Minuten ziehen lassen, abseihen.
3 Tassen täglich

Käsepappel (= Malve; als Tee bei Entzündungen und Verschleimungen der Atemwege; als Gurgelwasser bei Mund-, Hals- und Rachenentzündung)
Tee:
1 Eßlöffel Kraut mit 1 Tasse kochendem Wasser überbrühen, 5—10 Minuten ziehen lassen, abseihen,
3 Tassen täglich,
als *Gurgelwasser:*
3 Eßlöffel auf ¼ Liter kochendes Wasser, weitere Zubereitung wie Tee.

Lindenblüten (allgemein bei Erkältung, da schweißtreibend; bei Husten und Verschleimung der Atemwege)
1 Teelöffel Blüten auf 1 Tasse siedendes Wasser, 10 Minuten ziehen lassen, abseihen,
täglich 3 Tassen.

Lungenkraut (bei Husten, Heiserkeit, Bronchialkatarrh, Hals- und Rachenentzündung)
2 Teelöffel Kraut mit 1 Tasse siedendem Wasser überbrühen, 5—10 Minuten ziehen lassen, abseihen; mit Honig gesüßt schluckweise trinken,
täglich 3 Tassen.

Majoran (bei verschleimten Atemwegen)
1 Eßlöffel Kraut auf 1 Tasse siedendes Wasser, 15 Minuten ziehen lassen, abseihen,
täglich 2 Tassen.

Pfefferminze (desinfiziert und reinigt verschleimte Atemwege)
5 g Blätter mit ¼ Liter siedendem Wasser überbrühen, 10 Minuten ziehen lassen, abseihen, heiß schluckweise trinken.
Täglich nicht mehr als 3 Tassen, da es sonst zu Reizungen der Magenschleimhaut kommen kann.
Deshalb nach 2—3 Wochen langem täglichem Genuß eine Pause von 2 Wochen einhalten!

Salbei (als Tee bei Erkältung und Grippe, bei Magen-Darmkatarrh und Katarrhen der Atemwege; zum Gurgeln bei Mund-, Hals-, Rachen- und Mandelentzündung)
4 Teelöffel Blätter mit 1 Tasse siedendem Wasser überbrühen, 5—10 Minuten ziehen lassen, abseihen, heiß schluckweise trinken oder etwas abkühlen lassen und damit gurgeln,
täglich 2 Tassen.

Schafgarbe (bei Magen-Darmkatarrh mit Bauchkrämpfen)
2 Teelöffel Kraut mit 1 Tasse siedendem Wasser überbrühen, 5—10 Minuten ziehen lassen, abseihen; heiß schluckweise trinken.
Nicht mehr als täglich 2 Tassen und nicht länger, als die Beschwerden bestehen.

Schlüsselblume (schleimlösend und auswurffördernd bei Erkrankungen der Atemwege)
2 Teelöffel Kraut mit 1 Tasse siedendem Wasser überbrühen, 5—10 Minuten ziehen lassen, abseihen; mit Honig gesüßt schluckweise heiß trinken,
täglich 3 Tassen.

Spitzwegerich (bei Erkältungen der Atemwege)
1 Teelöffel Blätter mit 1 Tasse siedendem Wasser überbrühen, 5—10 Minuten ziehen lassen, abseihen; mit Honig gesüßt schluckweise heiß trinken,
3 Tassen täglich.

Tormentill (bei Magen-Darmkatarrh mit Durchfällen)
2 Teelöffel Wurzel auf 1 Tasse kaltes Wasser, langsam erhitzen (mindestens 15 Minuten), bis es aufwallt, abseihen, schluckweise heiß trinken.
2 Tassen täglich, nur solange Durchfälle bestehen, da stopfend.

Teemischungen

Brusttee (nach dem Deutschen Arzneibuch; bei Katarrhen der Atemwege)
8 Teile Eibischwurzel
4 Teile Huflattichblätter
3 Teile Süßholzwurzel (Lakritzenwurzel)
1 Teil Anisfrüchte
1 Teil Königskerzenblüten
1 Teil Veilchenwurzel
Mischung in der Apotheke herstellen lassen,
davon 2 Teelöffel mit ¼ Liter siedendem Wasser überbrühen, 5—10 Minuten ziehen lassen, abseihen und mit Honig gesüßt heiß trinken,
täglich 3 Tassen.

Erkältungstee* (zur Linderung von Erkältungskrankheiten, schweißtreibend)

1 Teil Holunderblüten
1 Teil Kamillenblüten
1 Teil Lindenblüten
Mischung in der Apotheke herstellen lassen,
davon 1 Teelöffel mit 1 Tasse siedendem Wasser überbrühen, 5—10 Minuten ziehen lassen, abseihen und schluckweise heiß trinken,
3 Tassen täglich.

Naturheilkundliche Medikamente
(angegebene Dosis jeweils für Erwachsene)

Angocin bei Rachen- und Mundhöhlenentzündung
3—4x täglich 4 Dragees bis maximal stündlich 2 Dragees bei starken Beschwerden

Contramutan echinazinhaltig (Tropfen), regt die körpereigene Abwehr an
1 x 50 Tropfen, dann 1—2 Tage oder länger tagsüber 20 Tropfen je Stunde

Contramutan (Zäpfchen) wie Contramutan Tropfen, jedoch bei Rachen- und Mundhöhlenentzündung empfehlenswerter
3 x täglich 1 Zäpfchen bis maximal stündlich 1 Zäpfchen bei sehr starken Beschwerden

Droserapect bei trockenem Reizhusten
dosieren wie auf Beipackzettel angegeben

Echinacin abwehrstärkend, als Prophylaxe
als Stoßbehandlung:
1 x 40 Tropfen, dann alle 1—2 Stunden 20 Tropfen in Flüssigkeit auflösen
über längere Zeit:
3 x täglich 20 Tropfen

* entnommen aus: Falken-Handbuch, Bio-Medizin, 1983 (vgl. Literaturverz.)

Echtrosept bei Bronchitis
3 x täglich 20 Tropfen bis maximal 8—10 Tropfen je Stunde bei starken Beschwerden

Esberitox echinazinhaltig, stärkt die körpereigene Abwehr
zu Behandlungsbeginn stündlich 20 Tropfen, weitere Einnahme wie auf Beipackzettel

Platanol Salbe bei Husten und Atembeschwerden im Brustkorb
Brustbereich einreiben

Prospan bei Reizhusten schleimlösend und entkrampfend
Einnahme der Tropfen wie auf Beipackzettel beschrieben

Sinupret bei Schnupfen schleimhautkräftigend und schleimlösend
3 x täglich 2 Dragees bis maximal stündlich 2 Dragees bei starkem Schnupfen
auch in Form von Tropfen erhältlich:
3 x täglich bis maximal stündlich 1 Teelöffel

Tierkohle bei Durchfällen stopfend
erhältlich als »Kohle-Kompretten« in der Apotheke
einnehmen wie auf Beipackzettel angegeben
nur solange Durchfälle bestehen, da stark stopfend

Tonsilgon bei Rachen- und Mundhöhlenentzündung
entzündungshemmend
3 x täglich 3 Dragees

toxi-loges echinazinhaltig, stärkt die körpereigene Abwehr
zu Behandlungsbeginn stündlich 20 Tropfen
dann wie auf Beipackzettel beschrieben

Tromacaps bei Husten bzw. Bronchitis
3 x täglich 2 Kapseln am 1. Behandlungstag
3 x täglich 1 Kapsel ab dem 2. Behandlungstag
einnehmen, bis Beschwerden abgeklungen sind.

Homöopathie (homöopathische »Hausapotheke«)

Theoretischer Hintergrund

Homöopathie ist eine eigenständige Heilweise, die Anfang des letzten Jahrhunderts von dem deutschen Arzt Dr. Samuel Christian Hahnemann (1755—1843) in der heute »klassischen« Form entwickelt wurde. Sie basiert auf dem Prinzip der Ähnlichkeit zwischen Krankheitssymptomen und Heilmittel.
Der Homöopath richtet sich dabei jedoch weniger nach den uns geläufigen Krankheitsbildern, sondern bezieht sich vielmehr auf ein erheblich komplexeres Symptomprofil (= Konstitutionsprofil), das alle Ebenen der Person des Erkrankten zu erfassen versucht.
Die homöopathische Diagnose ist eine lange und sehr detaillierte Befragung des Erkrankten, auch in bezug auf Bereiche seines Lebens und Verhaltens, die mit der Erkrankung (bzw. den bekannten medizinischen Krankheitssymptomen) nichts zu tun haben. Ziel dieser genauen Ermittlung ist es, eine Substanz (mineralisch, tierisch oder pflanzlich) zu finden, die — in hoher Dosierung von einem Gesunden eingenommen — genau dieses Symptomprofil hervorrufen würde. Diese Substanz wird dem Erkrankten dann verabreicht, gemäß dem Grundsatz: »Das Ähnliche möge durch das Ähnliche geheilt werden.« (Hahnemann)
Dieses Ähnliche (die Substanz) wird allerdings in einer Form verabreicht, die mit der ursprünglichen Substanz nur noch eines gemeinsam hat:
Die ihr innewohnende Information; man kann auch sagen »das Schwingungsmuster« oder — wie Paracelsus bereits vor 450 Jahren sagte — die ihr »innewohnende Kraft«. Auf die Übertragung dieses Musters, also etwas absolut Nicht-Materielles, kommt es an und nicht etwa auf die materielle Substanz, den Wirkstoff als solchen. Er ist in den am stärksten wirkenden homöopathischen Heilmitteln auch gar nicht mehr vorhanden.
Jedes homöopathische Heilmittel wird durch »Verschütteln«

oder »Verreiben« des betreffenden Wirkstoffes mit einem Lösungsmittel (meist Alkohol) bzw. Mischungsmittel (Milchzucker) als neutralem Informationsträger(!) im Verhältnis 1 : 9 bzw. 1 : 99 hergestellt. Naturwissenschaftlich gesehen ist das dann eine Verdünnung. Das Verschütteln ist allerdings anders gemeint: Es ist eine rituelle Handlung, bei der die Information des Wirkstoffes stufenweise aus ihrer materiellen Gebundenheit herausgelöst und auf den neutralen Informationsträger Alkohol (beim Verreiben: Milchzucker) übertragen wird. Dieser Vorgang heißt »Potenzierung«.
Je höher die »Potenz« (sie wird angegeben als D 1, 2, . . . oder C 1, 2, . . .) eines homöopathischen Heilmittels ist, desto mehr Stufen des Verschüttelns hat es hinter sich und desto »reiner« ist die darin enthaltene Information.
»Potenz« heißt soviel wie Wirkungskraft oder -vermögen, und so ist es auch gemeint: Hohe Potenzen haben größere Wirksamkeit als niedrige Potenzen. Obwohl die niedrigen Potenzen (D 1 — D 12) mehr vom materiellen Wirkstoff enthalten als die mittleren (D 13 — D 30), wirken sie schwächer als diese.
Die hohen (oder Hoch-)Potenzen (über D 30) enthalten vom Wirkstoff nichts Materielles mehr (nicht ein einziges Molekül), sondern nur noch seine Information, sein Schwingungsmuster, und wirken am stärksten.

Praktische Anwendung

Mit dieser »klassischen« Homöopathie hat das, was man in einer Eigenbehandlung durchführen kann, also die Einnahme von Mitteln aus der homöopathischen »Hausapotheke«, nicht mehr viel zu tun.
Diese Mittel sind schließlich nicht nach dem komplexen, ganzheitlichen »Konstitutionsprofil« ausgesucht worden, das der Homöopath in seiner Diagnose ermittelt. Sie beziehen sich vielmehr auf wenige Symptome der organisch-materiellen Ebene der Erkrankung.

Man unterscheidet »Einzelmittel«, die nur einen Wirkstoff enthalten, und »Komplexmittel«, in denen mehrere, manchmal über 20 verschiedene Wirkstoffe kombiniert sind. Diese Mittel lassen sich eher einer milden Reiztherapie zuordnen, deren Wirkungsweise mit dem »Arndt-Schulzschen-Gesetz« zu erklären ist, nach dem gilt:

— »Schwache Reize« regen an,
— »mittlere Reize« hemmen,
— »starke Reize« schädigen.

Die Dosierung der Wirkstoffe in homöopathischen »Hausmitteln« hält sich (im Sinne dieses Gesetzes) im Rahmen der »schwachen Reize«, meist in den Potenzen D 2 — D 6, hin und wieder auch bis D 12. In diesen Potenzen (die man hier tatsächlich besser Verdünnungen nennen sollte) sind die Wirkstoffe noch in chemisch-analytisch nachweisbaren Mengen vorhanden. Pauschal gesagt: Homöopathische Hausmittel gehören also eher der Naturheilkunde an als der Homöopathie.

Für die Anwendung im naturgemäßen Umgang mit den Erkältungskrankheiten ist das jedoch kein Nachteil. Diese Mittel sind aufgrund sehr langer Erfahrung (rund 150 Jahre) mit den verschiedenen Grundsubstanzen (Wirkstoffen) auf bestimmte körperliche Symptomkonstellationen zugeschnitten. Sie haben garantiert keine Nebenwirkungen, unterdrücken die Symptome auch nicht, sondern wirken als milde (sanfte) Reize anregend auf die Organtätigkeit und unterstützen damit den Organismus in seinen Abwehr- und Selbstheilungsbemühungen.

Für die Praxis der Eigenbehandlung sind jedoch einige Regeln zu beachten:

- Die in diesem Buch angegebenen Dosierungen müssen genau eingehalten werden. Jede Abweichung — gleichgültig, ob nach oben oder unten — gefährdet bzw. verhindert die erhoffte Wirkung.
- Ebenso sollten die angegebenen zeitlichen Abstände, in denen das betreffende Mittel einzunehmen ist, so exakt wie

möglich eingehalten werden; am besten auf die Minute genau.

- Symptombezogene homöopathische Mittel wirken schnell; spätestens im Laufe des zweiten Einnahmetages zeigt sich die Wirkung, also eine Abschwächung der Symptome. Bleibt sie aus, dann ist es das falsche Mittel; das bedeutet: Das Symptombild des Mittels stimmt nicht hundertprozentig mit den Symptomen überein, die man tatsächlich hat. Man sollte es dann absetzen und sich vom Fachmann, der die Symptombilder genauer kennt, ein anderes empfehlen lassen.
- Die »homöopathischen Hausmittel« gehören ausnahmslos den niedrigen Potenzen an, d. h., die betreffenden Wirkstoffe sind auch materiell in den Mitteln noch vorhanden. Deshalb dürfen die Mittel nur so lange eingenommen werden, bis die Symptome verschwunden sind, nicht darüber hinaus! Nimmt man sie weiter, kann der Körper nun das sogenannte »Mittelbild« produzieren, denn: Alle Symptome, die das Mittel beim Erkrankten heilt, ruft es beim Gesunden hervor. Das ist das Prinzip der Homöopathie.

Homöopathische Einzelmittel

Aconit D 3 bei den ersten Anzeichen jeder Form von Erkältung
stündlich 5 Tropfen, bis sich die Beschwerden gebessert haben, dann 3 x täglich 5 Tropfen über 3—4 Tage hinweg einnehmen

Allium cepa D 4 bei Fließschnupfen (wäßriger Schleim)
3 x täglich 5 Tropfen vor den Mahlzeiten
7—10 Tage lang einnehmen

Ammonium carbonicum D 12 bei Husten, der sich nicht lösen will
1 x täglich auf nüchternen Magen 5 Tropfen
über 1—2 Wochen hinweg einnehmen

Apis D 4 bei stechenden Schmerzen, wie sie z. B. bei Bronchitis oder Rachen-, Hals- oder Kehlkopfentzündung auftreten
3 x täglich bis maximal stündlich 5 Tropfen, je nach Stärke der Beschwerden, vor den Mahlzeiten auf die Zunge träufeln
einnehmen, solange Beschwerden bestehen

Asarum europaeum D 3 — D 6; Standardmittel bei Magen-Darmkatarrh mit Übelkeit, Erbrechen, erhöhter Körpertemperatur
einnehmen wie auf Beipackzettel angegeben

Arum triphyllum D 4 bei Rachenentzündung und Heiserkeit
3 x täglich 1 Tablette im Mund zergehen lassen
einnehmen, solange Beschwerden bestehen

Dioscorea villosa D 4 bei Magen-Darmkatarrh mit Koliken
einnehmen wie auf Beipackzettel beschrieben

Drosera D 4	bei Krampfhusten
Rumex D 4	zu gleichen Teilen mischen
Sticta pulmonaria D 4	3—6 x täglich 20 Tropfen einneh-
Corallium rubrum D 4	men, solange Beschwerden bestehen

Dulcamare D 6 nach Durchnässung u. Kälte (Sommererkältung)
stündlich 5 Tropfen bei Behandlungsbeginn
3 x täglich 5 Tropfen bei eingetretener Besserung

Euphorbium D 4 bei stark angeschwollener Nasenschleimhaut und häufigem Niesreiz
3 x täglich 5 Tropfen vor den Mahlzeiten
7—10 Tage lang einnehmen

Gelsemium D 6 bei Schnupfen mit starken Kopfschmerzen
3 x täglich 5 Tropfen vor den Mahlzeiten
bei besonders starken Kopfschmerzen:
20 Tropfen in ½ Glas Wasser lösen, immer wieder einmal über den Tag verteilt einen Schluck einnehmen, bis Schnupfen ausgeheilt

Mercurius solubilis D 4 bei eitriger Bronchitis
3 x täglich 5 Tropfen
3—5 Tage lang einnehmen

Mercurius sublimatus corrosivus D 12 bei Mundfäule
3 x täglich 5 Tropfen
3 bis maximal 7 Tage lang
Momordica balsamina D 3 — D 4 bei Magen-Darmkatarrh mit starken Blähungen und Darmkrämpfen
einnehmen wie auf Beipackzettel angegeben
Rheum palmatum D 3 — D 6 gängiges Mittel bei Darmkatarrh mit Durchfall und Koliken
einnehmen wie auf Beipackzettel angegeben

Homöopathische Komplexmittel

Asa oplx. im Wechsel mit Mercurius cyanatus oplx. bei Mundfäule
3 x täglich — immer abwechselnd — 15 Tropfen
Lymphdiaral bei geschwollenen Lymphknoten
3 x täglich 10 Tropfen in Wasser auflösen
Meditonsin bei Mund- und Rachenentzündung im Anfangsstadium
3 x täglich bis stündlich 20 Tropfen, je nach Stärke der Beschwerden. Tropfen eine Weile im Mund behalten, dann schlucken
1—3 Tage einnehmen
Naso-Heel bei Schnupfen
bei Behandlungsbeginn viertel- bis halbstündlich 5—10 Tropfen, einige Zeit im Mund behalten.
Weitere Einnahme nach Vorschrift auf dem Beipackzettel
Tartephedreel, Drosera-Homaccord, Husteel bei krampfartigem Husten
zu gleichen Teilen mischen und
3—5 x täglich 20 Tropfen dieser Mischung einnehmen
über längere Zeit hinweg einnehmen

Akupressur

Theoretischer Hintergrund

Die chinesische Heilmethode der Akupressur ist sozusagen der volkstümliche kleine Bruder der Akupunktur. Beide basieren auf einem Weltbild, das sich von dem uns geläufigen wesentlich unterscheidet, und das seit Jahrtausenden im Kern unverändert geblieben ist.

Die chinesische Medizin, die aus diesem Weltbild abgeleitet ist, schöpft aus einer Tradition von rund 5000 Jahren. Sie sieht den einzelnen Menschen als geschlossene Einheit eingebunden und in Wechselwirkung stehend mit dem großen Energiegefüge des Makrokosmos. Dazu gehören das soziale Umfeld (= die anderen Menschen), die natürliche Umwelt mit ihren Energien (= Wind, Kälte, Wärme, Nässe und Trockenheit), aber auch die kosmischen Kräfte, die im Lauf der Gestirne ihren Ausdruck finden.

Krankheiten sind, nach ihrem Verständnis, nichts weiter als Störungen des Gleichgewichts verschiedener Energieströme, die im Menschen entlang bestimmter, naturwissenschaftlich nicht nachweisbarer Bahnen, der Meridiane, fließen. Gestört werden kann dieses dynamische (Fließ-) Gleichgewicht durch innere Ursachen (Ernährung, Gifte, seelische Konflikte bzw. bestimmte Gemütszustände) und von außen durch die Umweltenergien.

Das komplizierte System der Abhängigkeiten und Entsprechungen zwischen dem Mikrokosmos »Mensch« und dem Makrokosmos »Welt« im einzelnen auszuführen ist hier nicht sinnvoll.*

Der Energiefluß kann auch über bestimmte Punkte, an denen sich Energie konzentriert oder an die Oberfläche geleitet wird,

* Eine umfassende und gut verständliche Beschreibung sowie umfangreiche Anleitungen bringt: Gerhard Leibold, »Akupressur zur Eigenbehandlung«, Niedernhausen 1987.

gezielt beeinflußt werden: Das sind die Akupunktur- bzw. Akupressurpunkte. Möglich ist das Anregen, Hemmen und Umleiten des Energieflusses sowie das Ausleiten eingedrungener Umweltenergien.
Um über die Behandlung solcher Punkte jedoch »Heilung« im Sinne der chinesischen Medizin und im Sinne eines naturgemäßen Umgangs mit der Krankheit zu erzielen, bedarf es einer umfassenden, alle Ebenen der Person berücksichtigenden Diagnose und ebenso umfassender Fachkenntnisse.
Was Akupressur im hier beschriebenen Rahmen leisten kann, ist eine zusätzliche Hilfestellung für die Selbstheilungskräfte des Organismus, die sich jedoch eindeutig an körperlichen Symptomen orientiert. Heilwirkungen auf der psychischen Ebene können davon zwar ausgelöst werden, sollten aber nicht die Zielrichtung für die Eigenbehandlung bestimmen. Auch in China selbst wird Akupressur heute hauptsächlich in diesem Sinne verstanden und genutzt.
Sie wird als Selbsthilfe für jedermann ständig weiterentwickelt. Dabei wurden inzwischen auch Heilpunkte entdeckt, die nicht auf den altbekannten Meridianen liegen, aber dennoch eindeutige therapeutische Wirksamkeit zeigen.

Praktische Anwendungen

Äußere Bedingungen:
Zur Akupressur sollte man sich zur Steigerung der Wirksamkeit in einen gesonderten Raum zurückziehen, der angenehm warm und gut belüftet ist. Die Behandlung sollte in Ruhe und unter Ausschluß jeder Störung vorgenommen werden. Gelassene Konzentration ist wichtig.
Es sollte die Möglichkeit bestehen, sich auf einer Liege auszustrecken, bzw. auf einem bequemen Stuhl zu entspannen und die Beine hochzulegen. Die Hände, das Werkzeug der Akupressur, sollten nach Möglichkeit warm und gut durchblutet sein, die Fingernägel kurz geschnitten und frei von scharfen Kanten. Der Magen sollte leer sein. Also nicht unmittelbar nach einer Mahlzeit die Behandlung vornehmen.

Drucktechnik:
Gedrückt bzw. massiert wird mit dem Zeigefinger, dem Mittelfinger oder dem Daumen. Man legt die Fingerkuppe oder Daumenkuppe unmittelbar auf die Haut am entsprechenden Punkt auf und führt entweder

— die leichte kreisende Massage,
— die mittelstarke Massage oder
— die starke Pressung durch.

Die leichte Massage ist angezeigt bei akuten Schmerzen des Gewebes, empfindlicher Haut und bei Erstbehandlung! Führen Sie also lediglich leichte, kreisende Massagen aus, wenn Sie einen Punkt zum ersten Mal beeinflussen.
Die mittelstarke Massage ist der Regelfall. Voraussetzung ist, daß keine ernsten organischen Leiden bestehen und eine gute allgemeine Konstitution vorhanden ist.
Die starke Pressung ist der Ausnahmefall und erfordert eine »robuste Gesundheit«, die bei Erkältungskrankheiten jedoch ohnehin nicht anzunehmen ist (vgl. S. 26).

Bei der leichten und mittelstarken Massage vollführt die Finger- oder Daumenkuppe pro Sekunde 2—3 kleine, kreisende Bewegungen. Dabei wird jedoch lediglich die Haut gegenüber der Unterlage (Muskulatur, Knochen) verschoben; der Finger oder Daumen bleibt immer auf der Hautstelle, auf die er aufgelegt wurde. Die rotierende Bewegung soll sicherstellen, daß der ganze Akupressurpunkt gleichmäßig beeinflußt wird.

Dauer:
Leichte, kreisende Massage soll 20—30 Sekunden lang durchgeführt werden (= 8 x 8 Kreisbewegungen); die mittelstarke Massage 15 Sekunden lang; die starke Pressung nicht länger als 7 Sekunden lang.

Gegenanzeigen:
Nicht mit Akupressur behandeln sollten sich
— Schwangere und
— wer an ernsthaften organischen Herz- oder Kreislaufkrankheiten leidet.

Außerdem sollten Punkte, über denen die Haut durch Verletzung, Eiterung oder Flechte erkrankt ist, nicht beeinflußt werden.

Die Akupressurpunkte

Die Reihenfolge der Beschreibung folgt — vom Kopf abwärts — einfach der Anatomie des menschlichen Körpers.
Wenn nicht ausdrücklich anders angegeben, werden die Pressurpunkte durch mittelstarke Massage behandelt.

1. Kopfschmerz

a) *Allgemeiner Kopfschmerz*

Als erstes suchen Sie über den Augenbrauen jeweils den Punkt, der auf Druck hin schmerzt, und pressen 7 Sekunden lang kräftig (s. Abb.); danach mittelstarke Massage der Mitte des Nasenrückens mit Daumen und Zeigefinger; abschließend mit dem Zeigefinger starke Pressung der Punkte in den Vertiefungen hinter den Ohren.

Hilfspunkte mit Fernwirkung liegen an der Schlagader des linken Handgelenks und an beiden Füßen seitlich der großen Zehen (s. Abb.).

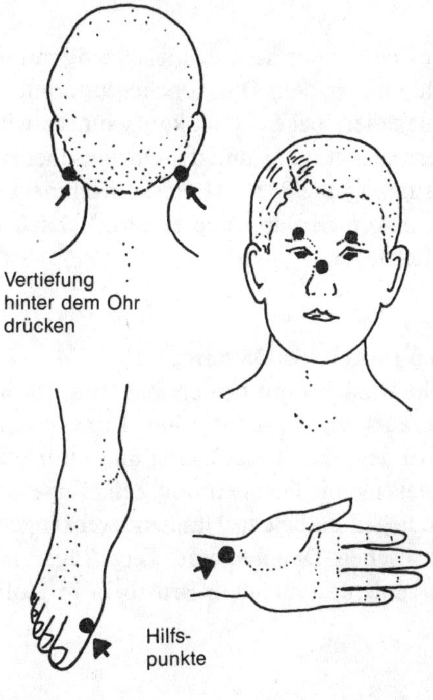

b) *Spezieller Kopfschmerz (s. Abb.)*

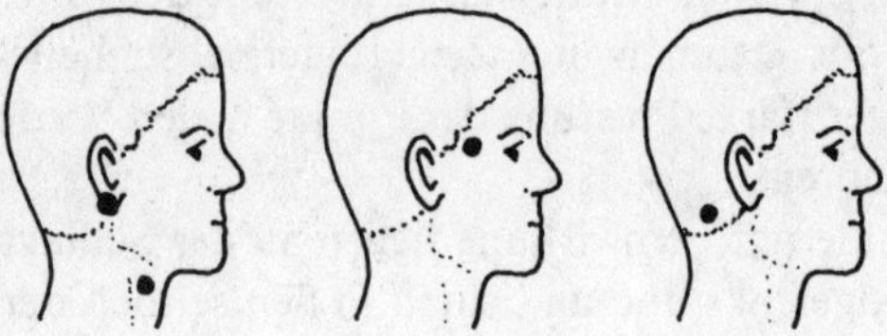

Bei Stirnkopfschmerz pressen sie gleichzeitig mit dem Zeigefinger die Mulde hinter dem Ohrläppchen und mit dem Daumen die Halsschlagader; bei Schläfenkopfschmerz wird der Punkt zwischen den Augenbrauen und der Ohrmuschel mit dem Zeige- oder Mittelfinger gepreßt; bei Hinterkopfschmerz der Punkt im Nacken (3 cm vom Ohrläppchen entfernt) gleichzeitig mit Zeige- und Mittelfinger.

2. Schnupfen (s. Abb. S. 135 unten)
Massieren Sie zunächst mit beiden Zeigefingern die Punkte auf den Augenbrauen zur Stirnmitte hin. Danach leichte Massage der Punkte in den Nasenflügelfalten und mittelstarke Massage des Nasenrückens mit Daumen und Zeigefinger.
Hilfspunkte liegen an beiden Händen zwei Fingerbreit von der Hautfalte zwischen Daumen und Zeigefinger (an der linken Hand beginnen!) und auf dem Brustbein in Höhe der vierten Rippe.

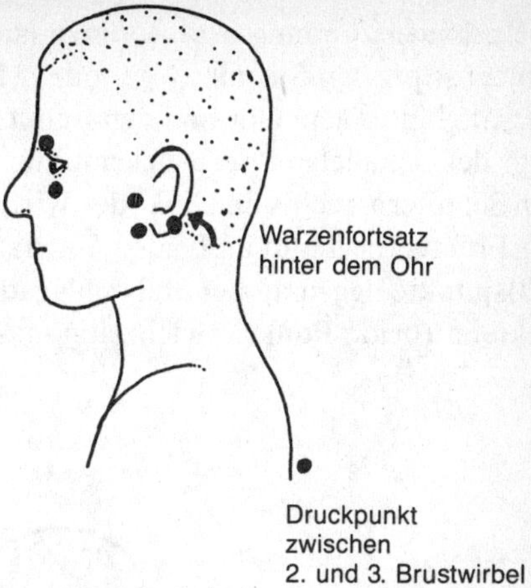

3. Nasennebenhöhlenentzündung

Als erstes werden die Punkte auf der Stirn (jeweils zwei bis drei cm oberhalb der Augenbrauenmitte) mit dem Daumen massiert; danach mit den Mittelfingern die druckempfindlichen Punkte auf den Knochen unterhalb der Augen behandeln; abschließend jeweils die beiden Punkte (s. Abb. oben) beim und direkt am Kiefergelenk massieren.

Hilfspunkte liegen hinter dem Ohr auf dem Warzenfortsatz und auf der Wirbelsäule zwischen zweitem und drittem Brustwirbel (diesen Punkt klopfen).

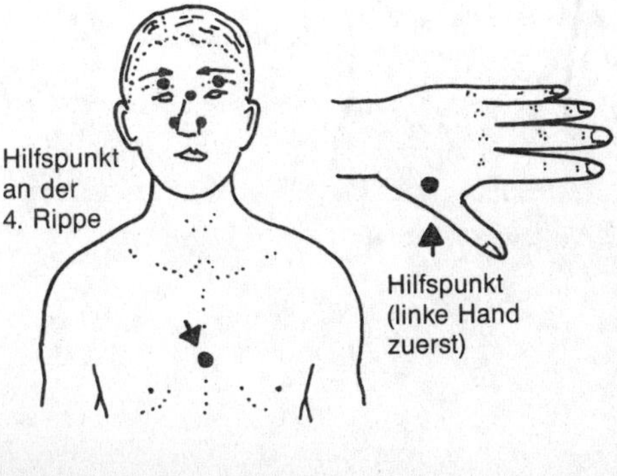

4. Rachenentzündung bzw. -katarrh (s. Abb.)
Zunächst pressen Sie mit Zeige- oder Mittelfinger den Warzenfortsatz hinter dem Ohr und den Punkt in der Vertiefung unterhalb des Schädels in der Nackenmitte; danach die Punkte auf den Schultern, rechts und links der Wirbelsäule in Höhe des achten Brustwirbels und an beiden Unterarmen behandeln. Hilfspunkte liegen an der Halsschlagader und darüber am Unterkiefer (beide Punkte gleichzeitig massieren).

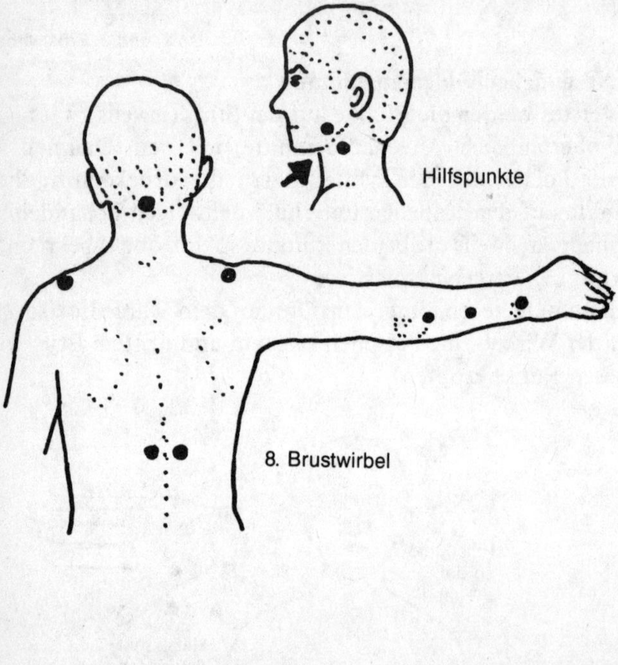

5. Kehlkopfentzündung (s. Abb.)
Behandeln Sie zuerst die Hauptpunkte in den Mundwinkeln, über dem Kehlkopf und in der Vertiefung unterhalb der Kehle. Hilfspunkte liegen auf der Wirbelsäule über dem ersten Brustwirbel und dem zweiten Lendenwirbel, in den Achselhöhlen und an der Innenseite des Zeigefingers.

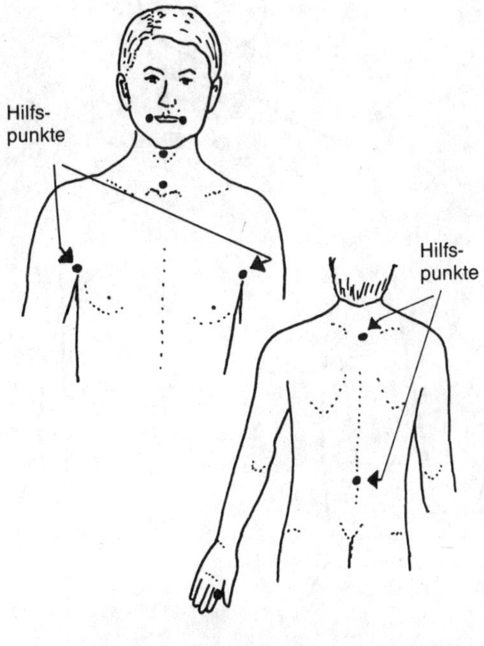

6. Heiserkeit (s. Abb.)

Behandeln Sie zuerst die Punkte beiderseits des Kehlkopfes, und massieren Sie von oben nach unten den Hals; danach pressen Sie die Punkte auf den vorspringenden Teilen der Schlüsselbeine. Hilfspunkte liegen an den Ellenbogen und in der Magengrube (diese Punkte mehrmals sieben Sekunden lang pressen).

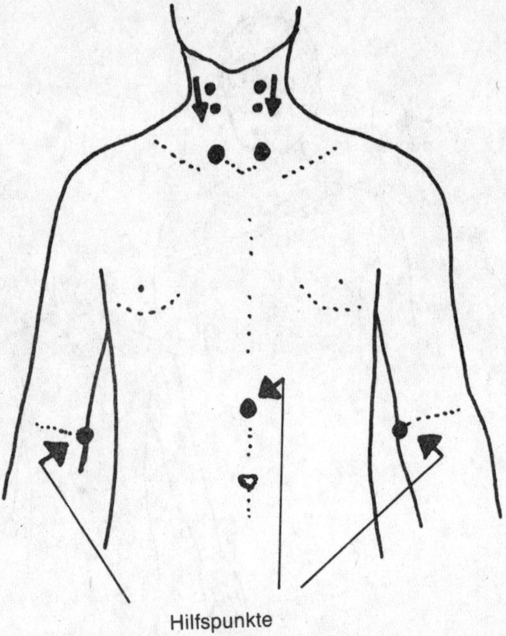

7. Halsentzündung (s. Abb.)
Behandeln Sie zuerst den Hauptpunkt am Hals, danach die Punkte unter dem Ohrläppchen und am Kiefergelenk vor dem Ohr.
Hilfspunkte liegen in der Vertiefung unterhalb der Kehle, am Ellenbogen, direkt hinter dem Daumennagel, an der Außenseite der Waden, an den äußeren Fußknöcheln und auf dem Fußrücken in Höhe des vierten Mittelfußknochens.

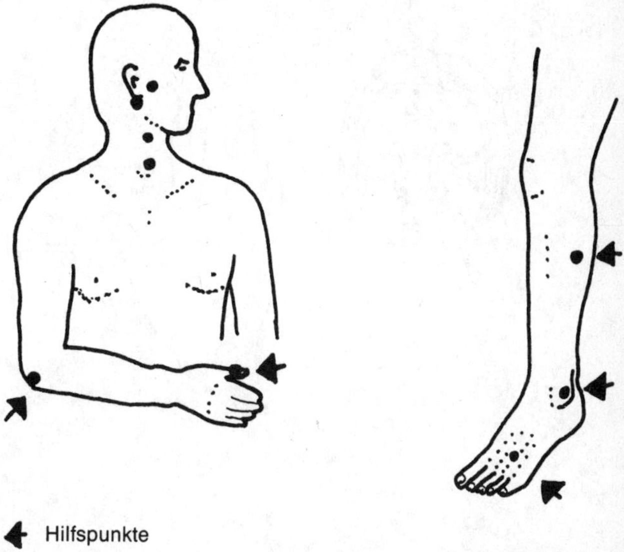

8. Mandelentzündung (s. Abb.)
Pressen Sie zunächst beide Nasenflügel von oben nach unten. Klopfen Sie dann von der Mitte der Nasenwurzel bis zum Haaransatz entlang der Stirnmittellinie aufwärts.
Hilfspunkte liegen am Nagelbett des Daumennagels und in der Hautfalte zwischen Daumen und Zeigefinger.

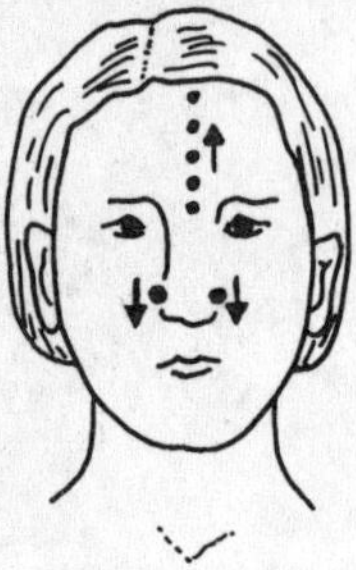

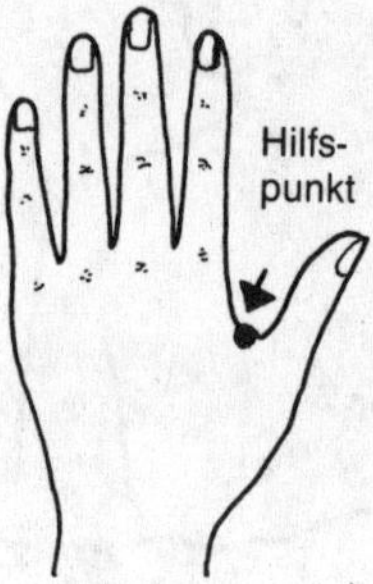

9. Husten (s. Abb.)
Pressen Sie die beiden Punkte vier bis fünf Zentimeter rechts und links der Wirbelsäule in Höhe des dritten Brustwirbels kräftig fünfmal und mehrmals am Tag. Oder Sie massieren mit dem linken Daumen den Punkt auf dem rechten Daumenballen.

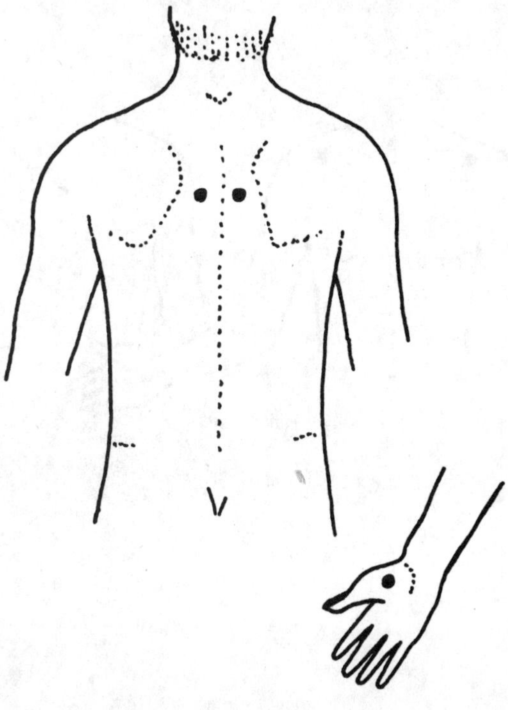

10. Bronchialkatarrh und Bronchitis (s. Abb.)
Behandeln Sie zuerst den Punkt in der Vertiefung unterhalb der Kehle; danach die Punkte in den Vertiefungen vorn am Beginn der Schultern; abschließend massieren Sie den Punkt auf der Wirbelsäule über dem vierten Brustwirbel.
Hilfspunkte liegen innen am Ellenbogen und am Handgelenk über dem Daumenende.

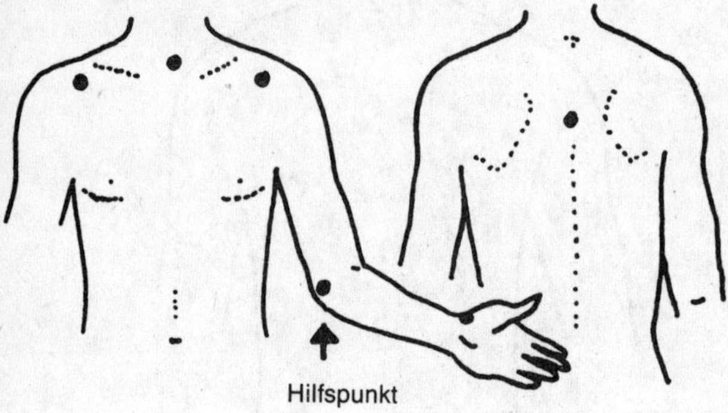

11. Durchfall (s. Abb.)

Behandeln Sie nacheinander den Punkt auf der Mitte des Fußrückens, im Gewebe zwischen zweiter und dritter Zehe und an der Innenseite des ersten Mittelfußknochens. Danach massieren Sie den Punkt seitlich am unteren Zeigefingergelenk und den an der Daumenseite des Handgelenks.

Hilfspunkte liegen seitlich des Nabels und schräg darüber in der Bauchdecke.

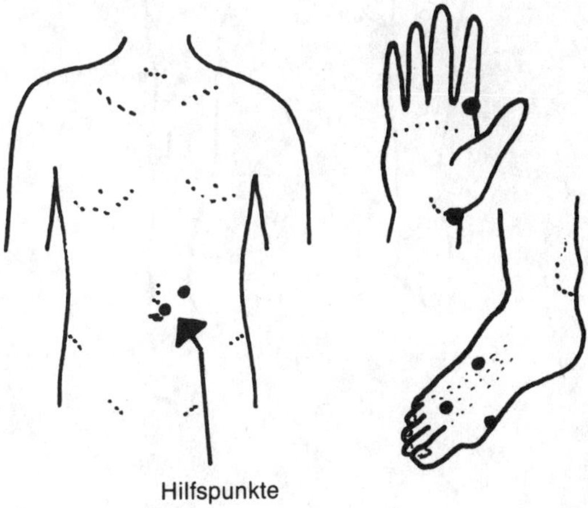

12. Erbrechen/Brechreiz (s. Abb.)

Pressen Sie zunächst den Punkt innen am Handgelenk jeweils mit dem Daumen der anderen Hand und dann den Punkt in der Ellenbogenfalte.

Hilfspunkte liegen unmittelbar unterhalb der Kniescheiben (starke Pressung).

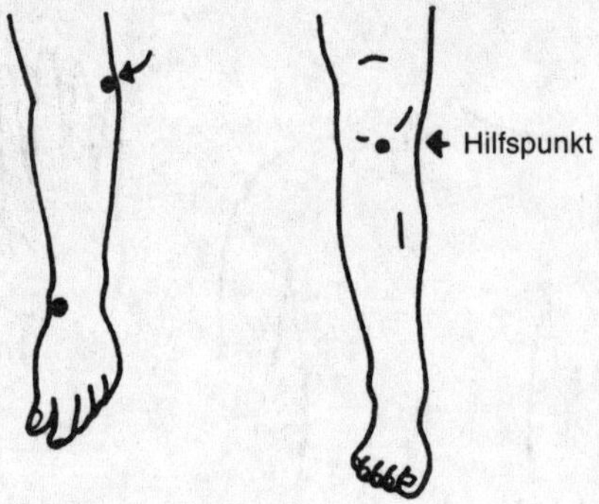

Autogenes Training

Theoretischer Hintergrund

Das autogene Training wurde von dem deutschen Arzt Dr. J. H. Schultz als Methode zur Erholung und Leistungssteigerung entwickelt. Schultz stützte sich dabei auf Erfahrungen und Beobachtungen, die er bei Heilbehandlungen durch Hypnose gewonnen hatte.

Das autogene Training ist also der Hypnose (Fremdsuggestion) verwandt und läßt sich im wesentlichen als Autosuggestion verstehen.

Es beruht auf Selbstbeeinflussung des Übenden durch »inneres Vorsagen« formelhafter Sätze und der intensiven Vorstellung der entsprechenden Bilder, die mit gedanklicher Konzentration auf die angesprochenen Körperteile kombiniert wird. Dadurch wird eine Tiefenentspannung des ganzen Körpers erreicht, die letztlich auch seelische Kanäle öffnet und das Unterbewußtsein für Botschaften des Bewußtseins empfänglich macht.

Praktische Anwendung

Autogenes Training läßt sich allerdings nicht von heute auf morgen erlernen. Man muß es über längere Zeit mit großer Regelmäßigkeit üben, damit sich die gewünschten Effekte (Schweregefühl, Wärmegefühl, usw.) einstellen.

Es ist auch nicht unbedingt zu empfehlen, das autogene Training völlig ohne Anleitung durch einen »Kundigen« — sei das nun ein Arzt, Therapeut oder Laie, der es beherrscht — sich aneignen zu wollen. Vor allem aber hat es wenig Wert, sich das autogene Training zum ersten Mal dann vorzunehmen, wenn man sich erkältet hat und nun im Zuge eines naturgemäßen Umgangs mit der Erkrankung auch etwas zur seelischen Entspan-

nung tun will! Autogenes Training muß man als Methode (zu der auch eine gute Portion Technik oder Fertigkeit gehört) bereits zur Verfügung haben, wenn man sie im Erkältungsfall sofort wirksam einsetzen will.
Etwas anderes ist es, die Erkältung zum Anlaß zu nehmen (und als Gelegenheit), sich mit der Methode des autogenen Trainings vertraut zu machen, bzw. sogar — wenn Sie die Willenskraft dazu aufbringen — mit dem Üben zu beginnen. Dem naturgemäßen Umgang mit der Erkrankung kommt das in jedem Falle zugute, denn »Hinwendung« zu sich selbst, zum erkrankten Organismus und auf dem Umweg der körperlichen Entspannung auch zur psychischen Ebene findet dabei ja auch dann statt, wenn das Endziel der totalen Tiefenentspannung noch nicht erreicht wird (vgl. auch S. 67ff.).

Übungen

Ich will deshalb die ersten Übungsstufen (für deren Erlernen man jedoch länger Zeit braucht, als eine Erkältung gewöhnlich dauert) hier trotzdem darstellen.
Die einzelnen Übungen bauen aufeinander auf. Sie sollten deshalb erst dann zur nächsten Übung übergehen, wenn Sie das Ziel der vorangehenden (z.B. das Schweregefühl = Ziel der ersten Übung) erreicht haben. Setzen Sie sich dabei aber auf keinen Fall unter Leistungsdruck! Mit Ehrgeiz erreicht man in diesen Bereichen nur das Gegenteil dessen, was man anstrebt.

Jede Übung besteht aus drei Teilen:
— der »Ruhetönung«,
— der »gezielten Beeinflussung« und
— der »Zurücknahme«.

Alle drei Teile sind unverzichtbar.

Durchführung

Bei allen hier beschriebenen Übungen liegen Sie auf dem Rücken, die Beine ganz leicht gegrätscht nebeneinander ausgestreckt, die Füße locker nach außen fallen lassen, die Arme leicht angewinkelt zu beiden Seiten des Körpers; Mund und Augen sind geschlossen.

I. Schwereübung

1. *Ruhetönung:*
   Nachdem Sie die beschriebene Haltung eingenommen haben, stellen Sie sich die Formel »Ich bin ganz ruhig« intensiv vor. Mit der Vorstellung dieser Formel beginnt jede Übung. Sie machen sich damit das Ziel des ganzen Trainings bewußt.
2. *Gezielte Beeinflussung:*
   Sie konzentrieren Ihre Gedanken nun auf Ihren rechten Arm, sagen im Geiste (also ohne die Lippen zu bewegen oder einen Ton von sich zu geben) die Schwereformel »Rechter Arm ist ganz schwer« und stellen sich die Schwere im Arm intensiv vor. Sagen Sie sich die Formel sechsmal hintereinander innerlich vor. Nun wieder einmal die Ruhetönungsformel »Ich bin ganz ruhig«, danach wieder sechsmal die Schwereformel. Diesen Wechsel wiederholen Sie mehrmals.
3. *Zurücknahme:*
   Die Übung (jede Übung) beschließen Sie mit der Zurücknahmeformel »Arme fest, tief Luft holen, Augen auf«, ebenfalls nur im Geiste gesprochen. Dazu ballen Sie die Fäuste, winkeln die Arme mehrmals an, tun ein paar tiefe Atemzüge und öffnen die Augen.

Das Schweregefühl wird sich nach mehrmaligem Üben vom rechten auf den linken Arm und schließlich auf den ganzen Körper übertragen. Ändern Sie dann jeweils die Formel der gezielten Beeinflussung in »Beide Arme sind ganz schwer« bzw. »Beide Arme und Beine sind ganz schwer«, bis hin zu »Der Körper ist ganz schwer«.

Das gleiche Vorgehen gilt für die folgende Übung.

II. Wärmeübung

1. *Ruhetönungsformel:*
   »Ich bin ganz ruhig« (einmal).
2. *Schwereformel:*
   »Der Körper ist ganz schwer« (sechsmal).
3. *Ruhetönungsformel* (einmal).
4. *Gezielte Beeinflussung:*
   Wärmeformel: »Rechter Arm ist ganz warm«, sechsmal hintereinander; dann einmal die Ruhetönungsformel; dann wieder sechsmal die Wärmeformel, usw. Diesen Wechsel mehrmals wiederholen.
5. *Zurücknahmeformel:*
   »Arme fest, tief Luft holen, Augen auf.«

Wenn Sie das Schweregefühl und das Wärmegefühl im ganzen Körper erreicht haben, können Sie zur Sonnengeflechtsübung übergehen. Das Sonnengeflecht ist ein großes (vegetatives) Nervenzentrum in der Mitte zwischen Brustbein und Bauchnabel.

III. Sonnengeflechtsübung

1. *Ruhetönungsformel* (einmal)
2. *Schwereformel* (sechsmal)
3. *Ruhetönungsformel* (einmal)
4. *Wärmeformel* (sechsmal)
5. *Ruhetönungsformel* (einmal)
6. *Gezielte Beeinflussung:*
   Sonnengeflechtsformel: »Sonnengeflecht ist strömend warm«, sechsmal hintereinander, danach wieder einmal die Ruhetönungsformel, sechsmal die Sonnengeflechtsformel, usw.
7. *Zurücknahmeformel* (einmal)

Geführte Meditation

Theoretischer Hintergrund

Die »geführte Meditation« ist eines der jüngsten Elemente »alternativer« Heilkunde.
Sie wurde in den 70er Jahren von dem Arzt und Psychotherapeuten Dr. Rüdiger Dahlke entwickelt und hat seither in zahllosen Gruppen- und Einzelanwendungen erstaunliche, zum Teil verblüffende Erfolge erzielt.
Ihre Methode ist sowohl mit dem »katathymen Bild-Erleben«*, als auch mit dem »autogenen Training« verwandt, arbeitet also mit Vorstellungsbildern und mit der Herstellung eines tiefen Entspannungszustandes, bei dem das Wachbewußtsein jedoch nicht ausgeschaltet wird. Die inhaltlichen Elemente (z. B. das Verständnis von Krankheit und Heilung) basieren auf Erkenntnissen der esoterischen Psychologie (vgl. S. 152ff.).
Der Name »Meditation« ist insofern gerechtfertigt (und soll darauf eben hinweisen), als es dabei, wie bei jeder Meditation, letztlich um die Konzentration auf die eigene Mitte — die Mitte der Person! — geht, in der alle Harmonie und Kraft des Menschen — auf allen Ebenen — entspringt.
Ziel der »geführten Meditation« nach Dahlke ist einerseits die generelle Aktivierung der Selbstheilungskräfte von Organismus und Seele, und andererseits die gezielte Lenkung dieser Selbstheilungskräfte.

Praktische Anwendung

Die praktische Durchführung ist denkbar einfach, angenehm und läßt sich auch bei Bettlägerigkeit problemlos vornehmen: man liegt dabei ohnehin.

* Eine von Leuner zur eigenständigen Psychotherapie weiterentwickelte Methode intensiven Erlebens innerer Vorstellungsbilder, die inzwischen im großen Umfang zur Heilung somatischer Erkrankungen eingesetzt wird.

Durchführung:

— Sie liegen rücklings auf einer bequemen Unterlage (oder im Bett), die Arme locker seitlich neben dem Körper, die Augen geschlossen, und Sie hören dabei eine spezielle Tonkassette.
— Die Stimme von der Kassette — unterlegt mit leiser Meditationsmusik, die die Entspannung fördert — »führt« nun Ihre bildliche Vorstellungskraft (Phantasie), indem Sie Bilder beschreibt, die Ihrer eigenen Phantasie jedoch nur als Rahmen dienen, sie also in keiner Weise einengen.
— Ihre eigene Phantasie (= innere Vorstellungskraft) ermöglicht Ihnen mit dieser Hilfestellung der Stimme des Therapeuten von der Kassette eine Art Innenschau, die Ihnen den eigenen Organismus, seine Organe und Kraftzentren, vertraut macht.
— Sie können dabei Ihre Selbstheilungskräfte — den »inneren Arzt« — aktivieren und sogar in bestimmte Bereiche (körperliche und seelische) lenken, die im Augenblick besonderer Zuwendung bedürfen.

Die speziellen Kassetten

Für den »naturgemäßen Umgang mit Erkältungskrankheiten« sind folgende Kassetten besonders geeignet:

»Heilung«/»Der innere Arzt«
»Energie und Lebensfluß — Atem«
»Geben und Nehmen — Darm«

»Heilung«/»Der innere Arzt«
Beide Seiten dieser Kassette eignen sich zur allgemeinen Stärkung der Selbstheilungskräfte, sowohl während der Erkrankung als auch zur Vorbeugung. Die Innenschau führt den Meditierenden durch den ganzen Organismus, stellt innigen (gefühlsmäßigen) Kontakt zu den einzelnen Organen her und

macht die körpereigenen Energien, wie auch die (nichtmateriellen) Energiezentren im eigenen Organismus erfahrbar, denen die Heilungskräfte entspringen.

»Energie und Lebensfluß — Atem«
Da die Erkrankung der Atmungsorgane im Mittelpunkt jeder Erkältung steht, eignet sich diese Kassette besonders zur direkten Behandlung im Erkrankungsfall und zur Überwindung einer Anfälligkeit für Erkältungen.
Neben der meditativen (Phantasie-) Reise in die Atmungsorgane und ihrer Versorgung mit psychischer Energie, wird vor allem die Bedeutung des Atmens als lebensspendendes Prinzip und als verbindendes Element zwischen dem Individuum und der gesamten Schöpfung in Bildern erlebbar gemacht.

»Berührbarkeit und Ausdruck — Haut und Haare«
Die zweite Seite dieser Kassette (Haut und Haare) eignet sich thematisch ebenfalls für die direkte Behandlung im Erkrankungsfall. Schleimhäute sind ja nichts anderes als innere Haut, und auch die äußere Haut (Epidermis) wird bei Erkältungen meist in Mitleidenschaft gezogen: sie wird gereizt und berührungsempfindlich.
Vor allem um diese Probleme der Berührbarkeit/Unberührbarkeit, sowie der Abgrenzung und Abkapselung, die häufig Elemente des Konflikthintergrundes von Erkältungen sind, geht es in den Bildern dieser Meditation.

»Geben und Nehmen — Darm«
Abgesehen davon, daß der Magen-Darm-Trakt manchmal direkt vom Befall durch Erkältungsviren mit betroffen ist, also besonders viel Hinwendung und Selbstheilungskräfte benötigt, spielt der Darm als Ausscheidungsorgan eine wichtige Rolle (Element »Reinigung«).
Die Meditation regt einerseits zu vielschichtigen Vorstellungsbildern von der Funktionsweise des Darms an, und macht an-

dererseits das Spannungsfeld von Geben und Nehmen, von Ausscheiden (Reinigung) und Festhaltenwollen bewußt, das den ganzen Prozeß von Erkrankung — Gesundung durchzieht.
Alle drei Kassetten eignen sich, neben der unmittelbaren Unterstützung des Gesundungsprozesses, auch zur Vorbeugung gegen Abwehrschwächen des Organismus; und auch ganz allgemein zum Öffnen der psychischen Kanäle (vgl. Kap. »Vorbeugung«, S. 203).

Psychotherapie (Elemente esoterischer Psychologie)

Theoretischer Hintergrund

Auch wenn man unser naturwissenschaftlich-psychologisches Weltbild nicht verlassen will, am analogen Weltbild der Esoterik* also nicht interessiert ist, lassen sich für den praktischen Umgang mit Erkrankungen ein paar grundlegende Elemente der esoterischen Psychologie durchaus positiv nutzen.
Die esoterische Psychologie geht davon aus, daß jede körperliche oder organische Erkrankung ein »in die Körperlichkeit gestürztes« ungelöstes Problem (unerlöstes Prinzip) der Ebene des Bewußtseins darstellt, die gleichgesetzt wird mit der psychischen Ebene (in Anlehnung an die Bedeutung des altgriechischen Wortes »Psyche«, das nicht nur Seele, sondern auch Atem und Geist bedeutet). Das heißt, daß die körperliche, organische Erkrankung letztlich nur Zeichen für etwas anderes ist, um das es eigentlich geht: das psychische (Bewußtseins-) Problem.
Ähnliches — aber eben doch grundsätzlich davon verschieden — sagt die Psychosomatik, die mit empirisch-analytischen

* Wer doch daran interessiert ist, dem empfehle ich die Lektüre von: Thorwald Dethlefsen/Rüdiger Dahlke, »Krankheit als Weg«, München 1983; und: T. Dethlefsen, »Schicksal als Chance«, München 1979; sowie: Nikolaus Klein/R. Dahlke, »Das senkrechte Weltbild«, München 1986.

Untersuchungsmethoden zu Werke geht, also dem anerkannten Verständnis von Wissenschaftlichkeit voll entspricht:
Manche körperlichen Erkrankungen sind Ausdruck eines Konfliktes, Problems o. ä. auf der psychischen Ebene.
Nach Überzeugung der esoterischen Psychologie sind hingegen *alle* körperlichen Erkrankungen nichts weiter als Hinweise (Symptome, Zeichen) darauf, daß auf der psychischen (Bewußtseins-) Ebene eine Aufgabe, die anliegt, nicht gelöst bzw. gar nicht gesehen wurde. Die Aufgabe tritt dann eben auf der körperlichen Ebene zutage, wird einem dort, wo es am unangenehmsten ist, gleichsam »wieder vorgelegt« als körperliche Erkrankung. Zu lösen ist diese Aufgabe (laut esoterischer Psychologie) jedoch nur auf der psychischen (der Bewußtseins-) Ebene.
Im analogen Weltbild der Esoterik hat jede körperliche Erkrankung eine ziemlich eindeutige Entsprechung auf der psychischen Ebene.
So stehen zum Beispiel Infektionskrankheiten, zu denen Erkältung und Grippe ja gehören, generell für Konflikte im psychischen und sozialen Bereich:
Der Konflikt, der auf der Bewußtseinsebene nicht bearbeitet wird, also verdrängt, verleugnet, immer wieder beiseite geschoben wird, muß schließlich auf der körperlichen Ebene als Konflikt (Auseinandersetzung) des Organismus mit eingedrungenen Viren und/oder Bakterien gelebt werden.
Und auch die Organe (Organsysteme), die direkt von der Infektion betroffen sind, geben einen Hinweis. Sie deuten auf denjenigen Bereich des Lebens, in dem der verdrängte Konflikt eigentlich anliegt, aber eben weggedrängt, d. h. nicht gelebt wird.*
Bei den Erkältungskrankheiten sind hauptsächlich die Atmungsorgane und oberen Luftwege von der Infektion betroffen. Und das bedeutet:

* Daß die Art des psychischen Konfliktes bzw. der Lebensbereich, aus dem er stammt, tatsächlich das Organ bestimmt, in dem er sich bevorzugt »somatisiert«, also zur körperlichen Erkrankung wird, bestätigen auch die statistischen Untersuchungen, mit denen die Psychosomatik arbeitet.

- Der eigentliche Konflikt, der hinter der Erkrankung steht, liegt im Bereich der zwischenmenschlichen Kommunikation, des zwischenmenschlichen Austauschs, des In-Beziehung-Tretens.

Wenn in diesem Bereich Situationen entstehen, die wir als Überforderung oder Überlastung empfinden, und wir uns unsere Fluchtwünsche (bzw. die Überforderung selbst) nicht eingestehen wollen, wird die körperliche »Konfliktabwehr« soweit eingeschränkt, daß Viren eindringen können und nun der Organismus die uneingestandenen Konflikte, die Überforderung, die Fluchtwünsche usw. ausleben muß. Je besser die psychische Verdrängung (= Abwehr des anliegenden Konfliktes) funktioniert, desto schlechter tut das die körperliche Krankheitsabwehr.

Chronischer Infekt der Atemwege und Infektanfälligkeit bekommen vor diesem Hintergrund eine zusätzliche Bedeutung, die man nur noch sehr schwer ignorieren kann, wenn man sich — probeweise — einmal darauf eingelassen hat.

Meine eigene, sehr handfeste Erfahrung mit Erkältungen und Erkältungsanfälligkeit bestätigt diese Zusammenhänge voll. (Und ich rechne mich durchaus nicht zu den Anhängern der Esoterik.)

Wirklich überwinden, also loswerden (die esoterische Psychologie sagt: überflüssig machen) konnte ich die Anfälligkeit für alle Arten von Erkältungen und Zusatzinfektionen erst, als ich mich auf die sehr versteckt (aber offenbar doch) dahinterstehenden Dauerkonflikte im Bereich zwischenmenschlichen Kontakts und Kommunikation einließ, sie also bewußt machte und anzuschauen wagte.

Dazu braucht es weder eine Psychotherapie noch einen »Psychotrip«, also die pausenlose Beschäftigung mit der psychischen Ebene der eigenen Person. Es genügt (im Falle von Erkältungen) völlig, seine Aufmerksamkeit zu schärfen (zu trainieren) und ein bißchen Mut zu entwickeln:

— Aufmerksamkeit für die grundsätzliche Verflochtenheit aller Ebenen der eigenen Person (und der Welt insgesamt);

— Mut, das Netz der eigenen zwischenmenschlichen Beziehungen sowie das eigene Verhalten bzw. die eigenen Empfindungen in Gesprächssituationen unvoreingenommen, und ohne sich selbst zu belügen, anzuschauen.

Praktische Anwendung

Die Gelegenheit dazu ist immer dann gekommen, wenn man sich erkältet hat. Dethlefsen/Dahlke empfehlen hierzu, auf die Hintergründe der Sprache, vor allem der Alltagssprache, zu lauschen, da in ihr die von alters her bekannten Zusammenhänge zwischen Körper und Seele immer gegenwärtig gehalten werden. Man kann diese Empfehlung nicht nachdrücklich genug bekräftigen!

Hinwendung zum Prozeß der Erkrankung sollte deshalb mit einschließen, sich folgende (oder ähnlich lautende) Fragen vorzulegen:

— Wovor will ich in Wirklichkeit flüchten?
— Wovon fühle ich mich überfordert?
— Habe ich von irgend etwas (oder irgend jemandem) »die Nase voll«?
— Worüber bin ich »verschnupft« (über wen oder was)?
— Wen oder was soll mir die Überempfindlichkeit meiner Haut (= Kontaktorgan) »vom Leibe halten«?
— Ist das Sichfestsetzen des Schnupfens z.B. in der Stirnhöhle mit »ungelösten« Problemen im Beziehungsgeflecht in Verbindung zu bringen?
— Wem will ich »etwas husten«?
— Was will ich — bei geschwollenen Mandeln — »nicht mehr schlucken«?

usw. (vgl. die Hinweise bei den einzelnen Erkrankungen).

Konkretes Vorgehen im Erkrankungsfall

Auffangen der Erkältung

Besser als jede Behandlung wäre eine wirksame Methode, die herannahende Erkältung aufzufangen oder abzufangen, bevor sie uns erreicht bzw. sich tatsächlich festsetzen kann. Möglich ist das! Im Sinne eines naturgemäßen Umgangs mit der eigenen Gesundheit/Krankheit kann auch das freilich nicht durch Unterdrückung der ersten Anzeichen oder durch Sichzusammenreißen und Ignoranz geschehen.
Auffangen kann hier nur heißen:
Rechtzeitiges Erkennen der aktuellen/momentanen Abwehrschwäche des eigenen Organismus und unverzügliches Ausgleichen dieser Schwäche.

Symptombeschreibung

Individuell typische Anzeichen

Bis zu einem gewissen Grade sind die Anzeichen einer herannahenden Erkältung individuell typisch: Kribbeln in der Nase, Trockenheitsgefühl in der Nase (als wenn die Schleimhäute spannten), plötzlich auftretender Niesreiz, spontanes, kurzfristiges Naselaufen; Kratzen, unangenehmes Gefühl beim Schlucken, leichtes Druck- oder Wundgefühl unter dem Brustbein; anfallweises Frösteln, Heiß-Kalt-Gefühl, plötzliches Abgeschlagenheitsgefühl.

Sofortmaßnahmen
Die ersten Gegenmaßnahmen sind gedanklicher Art, d.h. sie spielen sich im Bewußtsein ab:
Wahrnehmen der Anzeichen; Wahrnehmen
Erkennen der Symptome als Zeichen eigener, aktueller Abwehrschwäche;
Verzicht auf Verdrängen dieser Wahrnehmung.

Konkretes Handeln:
Sich herausnehmen, sich wenigstens für ein paar Minuten zurückziehen; Hinwenden
Reflektieren der Situation in ihren praktischen, körperlichen und seelischen Aspekten;
Entspannung und Konzentration auf die eigene Mitte (»insichgehen«);
Bedenken der praktischen Maßnahmen zum Ausgleichen der Abwehrschwäche;
Absetzen der Genußgifte (kein Alkohol mehr und keine Zigaretten).

Praktische Maßnahmen
Was jetzt garantiert hilft und wozu Sie sich früher oder später einmal durchringen sollten: Das hilft garantiert
sofortige Einlaufserie (s.S. 92) von 4—6 Einläufen mit einer salinischen Darmberieselung (s.S. 95 und S. 97)
Schwitzen entweder durch strammen Fußmarsch in warmer Kleidung oder Saunabesuch;
temperaturansteigendes Bürstenhalbbad (s.S. 101).
Was auch helfen kann:
ein Fußbad (s.S. 97) Durchblutung
danach ins Bett legen (frisches Bettzeug) Liegen unterstützt Entgiftungsarbeit der Leber
Autogenes Training (s.S. 145ff.), falls Sie es beherrschen
Geführte Meditation: Aktivieren der Selbstheilungs-

Entspannung/ psychische Energie

kräfte mit der Kassette »Heilung«/»Der innere Arzt« (s. S. 150)
— Schlaf

Tee (s. S. 116—S. 121 alphabetisch)

Lieblingskräutertee

Trinken Sie 1—2 Tassen des Erkältungstees oder eines anderen Kräutertees, den Sie gerne mögen.

Naturheilkundliche Medikamente
(s. S. 121—S. 122 alphabetisch)

- Unterstützen Sie die Stärkung Ihrer offensichtlich leicht geschwächten Abwehrkräfte durch echinazinhaltige Mittel:

allgemein abwehrstärkend

Contramutan
Echinacin
Esberitox
toxi-loges

- Wenn Sie außerdem auf ein naturheilkundliches, möglichst äußerlich anzuwendendes Mittel (z. B. Japanisches Heilpflanzenöl, Tiger-Balsam, Riechsalz u. ä.) »schwören«, das Ihnen »schon immer« gegen Erkältungsanflüge geholfen hat — benutzen Sie es!

Bewußtheit

Was auch immer Sie als Auffangmethode wählen, führen Sie alles sehr bewußt durch.

Allgemeiner grippaler Infekt (gewöhnliche Erkältung)

Symptombeschreibung
Die allgemeinen Symptome treten in individuell unterschiedlicher Ausprägung und Stärke auf und werden auch als unterschiedlich unangenehm bzw. schwerwiegend empfunden:

Gereiztheit, Niedergeschlagenheit, Abgeschlagenheit, leichte Gliederschmerzen, Kopfschmerzen, Frösteln, Überempfindlichkeit der Haut (manchmal speziell der Kopfhaut: »Haarspitzenkatarrh«), schwere Augenlider.

Grundsätzliches Verhalten

Wenn das »Auffangen« der Erkältung aus irgendeinem Grunde nicht gelungen ist, wenn also die typischen allgemeinen Symptome der Erkältung voll zum Durchbruch gekommen sind (s. o.), dann ist es jetzt höchste Zeit, sich konsequent auf die Erkrankung einzulassen: Hinwendung.

Jetzt heißt es tatsächlich, sich herauszunehmen aus dem Alltag, innezuhalten und sich der Tatsache, daß Sie erkrankt sind, zu stellen und darauf zu reagieren, und zwar mit konkretem Handeln.

Der entscheidende Schritt: Innehalten

Dieser Schritt, das Sich-Herausnehmen aus dem Getriebe, ist zweifellos der entscheidende — und der schwerste.

Meist scheitert die gute Absicht, endlich naturgemäß mit der Erkrankung umzugehen, genau an diesem Punkt: Man glaubt, sich die Erkältung nicht leisten zu können, gerade jetzt nicht!

Es ist in der Tat eine »Gretchenfrage«, die sich hier stellt: Was schätzt man als wichtiger ein, die eigene Gesundheit (die ja — das sollte man nicht vergessen — alle Ebenen der Person umgreift) oder die Befriedigung all der äußeren Ansprüche, die andere (Familie, Firma, Freunde, Bekannte usw.) an einen stellen?

Naturgemäß mit seiner Gesundheit umgehen heißt jetzt, sich eindeutig für die eigene Gesundheit und gegen die Ansprüche der anderen zu entscheiden. Das ist schwer, aber erforderlich: Ein Kompromiß ist nicht möglich!

Kompromiß nicht möglich

Will man den naturgemäßen Umgang mit der Erkrankung ernst nehmen, ist so ein Kompromiß zwischen Alltagsanforderungen und Erkältungsbehandlung auch von der praktischen Seite her gar nicht möglich:
Im Zentrum naturgemäßer Behandlung stehen die Anwendungen, also das konkrete Tun, und nicht die Medikamente.
Diese Anwendungen sind ziemlich aufwendig, erfordern Zeit, Sorgfalt, Konsequenz und Aktivität; der Alltag muß warten.
Bedenken Sie:

Erkrankung akzeptieren

Ihr Organismus und Ihre ganze Person befinden sich in einer außergewöhnlichen Situation; Sie sind bereits in einen Prozeß eingetreten, in den der Erkrankung — Gesundung, der anderen Regeln folgt als die Prozesse der alltäglichen Lebensführung; nichts kann den Eintritt in diesen Prozeß »Erkrankung — Gesundung« rückgängig machen; im positiven Sinne aktiv mitgestalten können Sie nur, wenn Sie ihn und seine besonderen Regeln als verbindlich annehmen.
Halten Sie auch psychisch inne:
Schirmen Sie sich eine halbe Stunde lang gegen jede Störung ab, konzentrieren Sie sich auf Ihr Zentrum, und reflektieren Sie dann die Situation in allen Dimensionen; denken Sie darüber nach, wie es zu dieser Situation gekommen ist, und suchen Sie Hinweise auf die Hintergründe (s. S. 155).

Reflexion der Situation und ihrer Hintergründe

Die praktischen Maßnahmen

Reihenfolge ist wichtig

Da es beim naturgemäßen Umgang mit der Erkältung auch darauf ankommt, in welcher Reihenfolge man die verschiedenen Anwendungen durchführt, sollten Sie die im folgenden empfohlene Grundbe-

handlungsserie (nach E. Rauch*) als geschlossenen Block von Maßnahmen verstehen.
Dieser Block kann allerdings ergänzt und modifiziert werden, je nachdem, welche speziellen Symptome im Vordergrund der akuten Erkrankung stehen. Wodurch und auf welche Weise das geschehen sollte, ist für die einzelnen Erkrankungsbilder gesondert dargestellt (s.S. 164 ff).

Grundbehandlungsserie (Dauer: 3—4 Stunden)

1. Trinken der salinischen Lösung (s.S. 95) — Entlastung und Entgiftung über den Darm
2. Danach gründliche Darmentleerung durch 1—2 Einläufe (s.S. 92) — Umstimmung des Organismus
3. Teefasten: Trinken des Fastentees, heiß (s.S. 90) — Entgiftung über die Haut
4. ansteigendes Bürstenhalbbad (s.S. 101) — Unterstützung der Selbstheilungskräfte
5. Schwitzpackung (s.S. 110) — Entgiftung über die Haut
6. Rumpfreibebad (s.S. 99) — Neuerliche Entgiftung über den Darm
7. Einlauf (s. S. 92); danach Bettruhe.

Diese Behandlungsserie ist als intensive Sofortmaßnahme und als Grundstock der Behandlung jeder Erkältungskrankheit und als Anfangsbehandlung sogar der Zusatzinfektion geeignet.
Wenn Sie sie durch Aktivieren der psychischen Energien ergänzen, d.h. im Sinne des Grundmusters naturgemäßen Umgangs mit der Erkrankung

* Rauch, Erich: »Heilung der Erkältungs- und Infektionskrankheiten durch natürliche Behandlung«, Heidelberg 1967

nicht an der materiellen Ebene der Behandlung festklammern, reicht sie in vielen Fällen bereits aus, die Erkältung innerhalb von 24 Stunden auszuheilen.

Am zweiten Tag Anwendung und Ruhe im Wechsel

Gelingt das nicht, behandeln Sie in derselben Weise weiter, aber:

— Verteilen Sie nun die einzelnen Anwendungen über den ganzen Tag und
— ergänzen Sie die Behandlung durch Anwendungen, die an den speziellen Symptomen orientiert sind;
— halten Sie in den Zwischenzeiten Bettruhe;
— wenden Sie sich verstärkt der psychischen Ebene zu.

Geführte Meditation (s.S. 149ff.)

Psychisch-geistige Kräfte aktivieren

Aktivieren Sie Ihre Selbstheilungskräfte auch mit Hilfe psychisch-geistig wirkender Maßnahmen. Als »Grundbehandlung« eignet sich hier die Kassette »Heilung«/»Der innere Arzt« (s.S. 150) besonders gut.

Autogenes Training (s.S. 145)

Wenn Sie es beherrschen, eignet es sich ebenfalls zur Stärkung der Selbstheilungskräfte.

Reflexion (s.S. 155)

Bedenken Sie:

— Irgend etwas steht hinter der Tatsache, daß Sie sich erkältet haben.
— Das Kaltwerden, Angeniest-Werden, die Nässe, die Viren allein reichen zur Erkältung nicht aus!
— Eine akute Abwehrschwäche Ihres Organismus ist die eigentliche Ursache der Erkrankung.
— Die schwächenden Faktoren können auf allen Ebenen Ihrer Person liegen.

— Reflektieren Sie über die Hintergründe Ihrer Abwehrschwäche!

Tee (s. S. 116—S. 121 alphabetisch)

Je nach Symptomen anwendbar

Basilikum — schleimlösend
Berberitze — hoher Vitamin-C-Gehalt
Bibernelle — blutreinigend, schleimlösend
Fenchel — schleimlösend, krampflösend
Heckenrose (= Hagebutte) — hoher Vitamin-C-Gehalt
Holunder — schweißtreibend
Lindenblüten — schweißtreibend
Salbei — entzündungshemmend, schmerzlindernd
Schlüsselblume — auswurffördernd
Erkältungsteemischung

Naturheilkundliche Medikamente
(s. S. 121—S. 122 alphabetisch)

Allgemeine Steigerung der Abwehrkraft

Sämtliche hier aufgeführten Medikamente dienen der generellen Anregung und Stärkung der körpereigenen Krankheitsabwehr:
Contramutan (Tropfen oder Zäpfchen)
Echinacin
Esberitox
toxi-loges
(Dosierungen wie bei Medikamentenbeschreibung angegeben!)

Homöopathische Einzelmittel (s. S. 126—S. 128 alphabetisch)
Aconit D3 (bei allerersten Anzeichen der Erkältung)
Dulcamare D6 (nach Durchnässung und Kälte, »Sommererkältung«)

Homöopathische Komplexmittel (s. S. 128)
Lymphdiaral (zur Anregung des Lymphsystems)

Echte Grippe (Influenza epidemica)

Spezielle Viren

Die echte Grippe wird nicht durch Erkältungsviren ausgelöst, sondern durch spezielle Grippeviren, deren besondere Eigenschaften den Organismus heftiger angreifen als die der Erkältungsviren (s. S. 41)

Symptombeschreibung

Gefährliche Verlaufsformen

Plötzliches, schweres Krankheitsgefühl, Mattigkeit, Schmerzen in Gliedern, Muskeln und Kreuz, Kopfschmerzen und Schmerzen in Organen, die bereits vorher angegriffen oder latent erkrankt waren; rasch ansteigende Temperatur, bereits am zweiten Tag hohes Fieber (Verlaufsformen der Grippe s. S. 42).

Praktische Maßnahmen

Grundbehandlungsserie (s. S. 161)

Sofort und konsequent behandeln!

Wegen der Plötzlichkeit des Auftretens und des raschen Fortschreitens der Erkrankung am Anfang greift die Behandlungsserie hier nur, wenn man die Möglichkeit hat, tatsächlich sofort damit einzusetzen!

Warnung!

ACHTUNG: Tritt nicht unmittelbar nach der Behandlungsserie eine deutliche Besserung ein, sollte auf jeden Fall der Arzt/Heilpraktiker gerufen werden!

Bettruhe

Bettruhe!

Ärztlich überwachte, sofortige Intensivbehandlung mit weiteren naturheilkundlichen Anwendungen hat auch bei der echten Grippe gute Aussicht auf Erfolg.

Wegen der erhöhten Gefahr von Nachfolgeerkrankungen mit schwerem Verlauf nach vermeintlich ausgeheilter Grippe sollte das Auskurieren einer Grippe immer vom Heilpraktiker/Arzt begleitet und überwacht werden.

Geführte Meditation (s.S. 149)
Während der erforderlichen Bettruhe bei einer Grippe bietet sich reichlich Gelegenheit, durch geführte Meditation oder andere Ihnen geläufige Entspannungsmethoden die Selbstheilungskräfte zusätzlich zu aktivieren und zu stärken.

Aktivieren der psychisch-geistigen Energien

Zur Öffnung der psychischen Kanäle und zur allgemeinen Stärkung eignet sich:
»Heilung«/»Der innere Arzt« (s.S. 150).
Je nach Symptombild zusätzlich:
»Energie und Lebensfluß — Atem« (s.S. 151).

Akupressur (s.S. 133)
Akupressur lindert lediglich die Symptome; damit das Symptombild nicht verfälscht wird, sollte damit erst nach der Untersuchung durch den behandelnden Fachmann und in Absprache mit ihm begonnen werden!

Nur in Absprache mit Heilpraktiker/Arzt

Tee (s.S. 116—S. 121 alphabetisch)
Heckenrose (Hagebutte)
Holunder
Salbei

Naturheilkundliche Medikamente (s.S. 121—S. 122 alphabetisch)
Contramutan (Tropfen oder Zäpfchen)
Echinacin
Esberitox
toxi-loges

Allgemeine Stärkung der Krankheitsabwehr

Symptombeschreibung

Niesreiz; verstopfte Nase = geschwollene Nasenschleimhäute; wäßrige Sekretion, später schleimig werdend. Kopfdruck; eventuell Mattigkeit, Abgeschlagenheit; leicht erhöhte Temperatur, manchmal auch deutlich erhöht.

Praktische Maßnahmen

Grundbehandlungsserie (s. S. 161)

Abschwellend

Halswickel (s. S. 108)

Inhalation (s. S. 114)
mit Kamille, Pflanzenöl oder Salz

Abschwellend, desinfizierend

Nasenspülung (s. S. 113)

Temperaturansteigendes Fußbad (s. S. 97)
abends vor dem Einschlafen

Nur Symptomlinderung

Akupressur (s. S. 134)
Zur Aktivierung der Selbstheilungskräfte und der psychischen Energien: Kassette »Heilung«/»Der innere Arzt«.

Gezielte Lenkung der Selbstheilungskräfte

Geführte Meditation (s. S. 149)
Zur gezielten Lenkung der Selbstheilungskräfte: Kassette »Berührbarkeit und Ausdruck — Haut und Haare«

Reflexion (s. S. 155)

Hintergründe?

Wovon ist die Nase »gestrichen voll«?

Tee (s. S. 116—S. 121 alphabetisch)
Heckenrose (Hagebutte)
Basilikum
Dost
Holunder
Pfefferminze
Erkältungsteemischung

Spezielle Tees

Naturheilkundliche Medikamente (s. S. 121—S. 122 alphabetisch)

allgemein: Contramutan
Echinacin
Esberitox
toxi-loges

speziell: Sinupret

Spezielles Medikament

Homöopathische Einzelmittel (s. S. 126—S. 128 alphabetisch)
Allium cepa D4
Euphorbium D4 (bei stark angeschwollenen Schleimhäuten und häufigem Niesreiz)
Gelsemium D6 (bei starkem Kopfschmerz)

Homöopathische Komplexmittel (s. S. 128)
Nasoheel-Tropfen (bei beginnendem Schnupfen)

Nasennebenhöhlenentzündung

Bakterielle Zusatzinfektionen

Wird ein Schnupfen unzureichend oder falsch behandelt (z. B. durch symptomunterdrückende Medikamente), kann es zu einem Übergreifen der Virusinfektion auf die Nasennebenhöhlen (Oberkieferhöhlen, Stirnhöhle, Keilbeinhöhlen) und zur zusätzlichen Infektion durch Bakterien kommen.

Symptombeschreibung
Eitrige Schleimabsonderung aus der Nase (gelblich bis gelbgrün oder rötlich), Schmerzen in der Stirn (Kieferhöhlen) und/oder oberhalb des Haaransatzes im Schädel (Stirnhöhle); sich verstärkendes Druckgefühl oder Schmerzen unter den Wangenknochen, in der Stirn oder auch im Oberkiefer beim Bücken; eventuell Ohrenschmerzen; Fieber, ausgeprägtes Schwächegefühl.
Beim ersten Auftauchen eines oder mehrerer dieser Symptome haben Sie eventuell noch die Möglichkeit, den Ausbruch der Erkrankung in naturgemäßer Eigenbehandlung zu verhindern.

Praktische Maßnahmen
Grundbehandlungsserie (s. S. 161)
Sofort und konsequent!
Sie müssen mit der Behandlung sofort (!) einsetzen und sie konsequent innerhalb der dafür vorgesehenen 3—4 Stunden durchführen.

Halswickel (s. S. 108)
Abschwellend
bei Fieber naß

Inhalation (s. S. 114)
Kamille, Salz oder Pflanzenöl

Rotlichtbestrahlung
(Dauer mit Heilpraktiker/Arzt abklären)

Akupressur (s. S. 135)

Warnung!
ACHTUNG: Wenn nicht bereits am nächsten Morgen eine deutliche Besserung des Allgemeinbefindens und ein deutliches Abklingen der Symptome eingetreten sind, suchen Sie sofort Ihren Heilpraktiker/Arzt auf!

Ärztliche Behandlung ist bei akuter Nebenhöhlenentzündung unbedingt erforderlich, da es leicht zur Chronifizierung und im Extremfall zu lebensbedrohenden Komplikationen kommen kann.

Geführte Meditation (s.S. 149)
Gezielt wirkt hier die Kassette: »Berührbarkeit und Ausdruck — Haut und Haare«;
zur allgemeinen Stärkung der Selbstheilungskräfte: »Heilung«/»Der innere Arzt«.

Psychisch-geistige Energien aktivieren

Reflexion (s.S. 155)
Wenden Sie sich auch den möglichen Hintergründen der Erkrankung gedanklich zu.

Hintergründe?

Naturheilkundliche Medikamente (s.S. 121—S. 122 alphabetisch)
Contramutan
Echinacin
Esberitox
toxi-loges

Mittelohrentzündung

Im Verlauf und in der Folge eines länger anhaltenden Schnupfens können Krankheitserreger (Viren oder Bakterien) über die Ohrtrompete bis ins Mittelohr gelangen und dort eine Mittelohrentzündung bzw. -vereiterung hervorrufen.

Symptombeschreibung
Plötzlich auftretender, drückender oder stechender Ohrenschmerz, der wellenartig kommt und geht; dazu Schwerhörigkeit mit Ohrgeräuschen oder »Zu-

fallen« des Ohres (kein Druckausgleich), rasch ansteigende Körpertemperatur und ausgeprägtes Krankheitsgefühl. Beim ersten Auftauchen eines oder mehrerer dieser Symptome haben Sie eventuell noch die Möglichkeit, den Ausbruch der Erkrankung in naturgemäßer Eigenbehandlung zu verhindern.

Praktische Maßnahmen

Sofortiges Handeln

Grundbehandlungsserie (s. S. 161)
Sie müssen mit der Behandlung sofort (!) einsetzen und sie konsequent innerhalb der dafür vorgesehenen 3—4 Stunden durchführen.

Ohrkompresse (s. S. 112)
Zur Unterstützung und Schmerzlinderung ist sie zusätzlich mehrmals anzulegen.

Warnung!

ACHTUNG: Wenn nicht bereits am nächsten Morgen eine deutliche Besserung des Allgemeinbefindens und ein deutliches Abklingen der Symptome eingetreten sind, suchen Sie sofort Ihren Heilpraktiker/Arzt auf!
Ärztliche Behandlung ist bei akuter Mittelohrentzündung unbedingt erforderlich, da es sonst zu schweren Komplikationen mit bleibenden Hörschäden kommen kann. Es besteht außerdem die Gefahr von Nachfolgeerkrankungen im Ohr, die im Ernstfall lebensbedrohlich werden können!

Unterstützende Maßnahmen empfehlen lassen!

Lassen Sie sich vom behandelnden Heilpraktiker/Arzt naturheilkundliche Anwendungen und Maßnahmen empfehlen, mit denen Sie zu Hause seine Therapie unterstützen können.

Geführte Meditation (s. S. 149)
Allgemein abwehrstärkend wirkt die Kassette »Heilung«/»Der innere Arzt«.

Reflexion (s. S. 155)
Was wollen Sie nicht hören?

Naturheilkundliche Medikamente (s. S. 121—S. 122 alphabetisch)

Contramutan	Esberitox	Allgemeine Stärkung der Abwehrkräfte
Echinacin	toxi-loges	

Rachen-, Hals- und Kehlkopfkatarrh

Symptombeschreibung
Rauher Hals, Kratzen oder Wundgefühl, Halsschmerzen, Heiserkeit und rauhe, belegte Stimme, Hustenkitzel, Reizhusten mit oder ohne Auswurf, manchmal mit Entzündung der Mundschleimhäute (Mundfäule).

Praktische Maßnahmen
Grundbehandlungsserie (s. S. 161)

Halswickel (s. S. 108)
mehrmals am Tag

Abschwellend, entgiftend

Gurgeln
mit Kamille (s. S. 118), Salbei (s. S. 119), Käsepappel (s. S. 118); regelmäßig im Abstand von ½ bis 1 Stunde

Heilungsfördernd

Inhalationen (s. S. 114)
mit Salbei-Käsepappel-Mischung oder Salz oder Pflanzenöl

Entzündungshemmend

Akupressur (s. S. 137)

Geführte Meditation (s. S. 149)
Kassette: »Heilung«/»Der innere Arzt« und »Energie und Lebensfluß — Atem«

Reflexion (s. S. 155)

Hintergründe?

Denken Sie auch hier über die möglichen Hintergründe der Erkrankung nach.

Tee (s. S. 116—S. 121 alphabetisch)

Spezielle Tees

schleimhautberuhigend:	desinfizierend:
Eibisch	Käsepappel
Huflattich	Lungenkraut
Käsepappel	Pfefferminze

Naturheilkundliche Medikamente (s. S. 121—S. 122 alphabetisch)

Gezielt wirkende Medikamente

allgemein:	speziell:
Contramutan (wegen Schluckbeschwerden hier Zäpfchen empfehlenswert)	Angocin (Rachen, Mundhöhle)
Chinacin	Tonsilgon (Rachen, Mundhöhle)
Esberitox	
toxi-loges.	

Homöopathische Einzelmittel (s. S. 126—S. 128 alphabetisch)
Apis D4 (bei stechenden Schmerzen)
Arum triphyllum D4 (Heiserkeit)
Mercurius sublimatus corrosivus D12 (Mundhöhle)

Homöopathische Komplexmittel (s. S. 128)
Meditonsin (beginnende Mund- und Rachenentzündung)
Asa oplx. wechselweise mit Mercurius cyanatus oplx. (Mundfäule)

Mandelentzündung

Symptombeschreibung

Erste Anzeichen sind Halsschmerzen mit Schluckbeschwerden, geschwollene und gerötete Gaumenmandeln; später treten Stechen im Hals, Schüttelfrost und Fieber, belegte Zunge, Kopf- und Gliederschmerzen und allgemeine Mattigkeit auf. Die Mandeln überziehen sich mit Eiterpfröpfchen.

Beim ersten Auftauchen der Anfangssymptome haben Sie eventuell noch die Möglichkeit, den Ausbruch der Erkrankung in naturgemäßer Eigenbehandlung zu verhindern.

Praktische Maßnahmen

Grundbehandlungsserie (s. S. 161)

Sie müssen mit der Behandlung sofort (!) einsetzen und sie konsequent innerhalb der dafür vorgesehenen 3—4 Stunden durchführen.

Sofort und konsequent!

Gurgeln (s. S. 118)

mit Kamille (s. S. 118) oder Salbei (s. S. 119)

Desinfizierend, wundheilend

Halswickel (s. S. 108)

naß, wärmeentziehend; Wickel wechseln, sobald er sich erwärmt hat, etwa nach 25—40 Min.

ACHTUNG: Wenn nicht bereits am nächsten Morgen eine deutliche Besserung des Allgemeinbefindens und ein deutliches Abklingen der Symptome eingetreten sind, suchen Sie sofort Ihren Heilpraktiker/Arzt auf!

Warnung!

Ärztliche Behandlung ist bei akuter Mandelentzündung unbedingt erforderlich, da sie leicht in die chronische Form übergehen und langfristig Rheuma, Herz- und Nierenkrankheiten verursachen kann.

Geführte Meditation (s. S. 149)
Allgemeine Stärkung der Selbstheilungskräfte mit der Kassette: »Heilung«/»Der innere Arzt«.

Reflexion (s. S. 155)
Hintergründe der Erkrankung: Gibt es etwas, das nicht mehr zu schlucken ist?

Naturheilkundliche Medikamente (s. S. 121—S. 122 alphabetisch)

Contramutan	Esberitox
Chinacin	toxi-loges.

Luftröhren- und Bronchialkatarrh

Symptombeschreibung
Schmerzen hinter dem Brustbein, langandauernder Husten vor allem im Liegen, zäher Schleim, Rasseln in den Bronchien beim Atmen, Auswurf glasig oder weiß, mäßiges Fieber.

Praktische Maßnahmen
Grundbehandlungsserie (s. S. 161)

Brustwickel (s. S. 107)
Entgiftung
Brust einreiben mit Platanol-Salbe

Leibwickel (s. S. 109) über Nacht

Wichtig: Warme Füße!
Temperaturansteigende Fußbäder (s. S. 97)
bei kalten Füßen oder Frösteln

Inhalation (s.S. 114)
mit Bronchialteemischung, Salz oder Pflanzenöl — Reizlinderung, Desinfektion

Geführte Meditation (s.S. 149)
Gezielt wirkt hier die Kassette: »Energie und Lebensfluß — Atem«

Akupressur (s.S. 142) — Symptomlinderung

Reflexion (s.S. 155)
Weshalb statt Reden nur noch Husten? — Hintergründe?

Tee (s.S. 116—S. 121 alphabetisch)

schleimhautberuhigend:	Eibisch
(auch bei trockenem	Huflattich
Reizhusten)	Dost
	Käsepappel
	Fichtennadel
	Eisenkraut
schleimverflüssigend:	Spitzwegerich
(bei zähem Schleim)	Schlüsselblume
	Eisenkraut
auswurffördernd:	Anis
(zum Abhusten)	Bibernelle
	Fenchel
	Majoran
desinfizierend:	Lungenkraut
	Pfefferminze
	Käsepappel

Brustteemischung

Naturheilkundliche Medikamente (s.S. 121—S. 122 alphabetisch)
Contramutan
Echinacin

Esberitox
toxi-loges
Droserapect
Platanol-Salbe
Prospan
Tromacaps

Homöopathische Einzelmittel (s. S. 126—S. 128 alphabetisch)
Ammonium carbonicum D12
Aconit D3
Drosera D4 + Rumex D4 + Sticta pulmonaria D4 + Corallium rubrum D4 (Mischung)

Homöopathische Komplexmittel (s. S. 128)
Tartephedreel + Drosera-Homaccord + Husteel (Mischung)

Entzündung der Bronchien

Ein unzureichend behandelter Bronchial- oder Luftröhrenkatarrh geht häufig in eine Entzündung der Bronchien (Bronchitis) über.

Symptombeschreibung
Schmerzen in der Brust, starker, sehr schmerzhafter Husten, bald danach eitriger, gelblicher bis dunkelgrüner Auswurf, Schüttelfrost, hohes Fieber.

Praktische Maßnahmen
Grundbehandlungsserie (s. S. 161)

Brustwickel (s. S. 107)
bei Fieber naß

Inhalation (s. S. 114)
mit Bronchial-Mischung, Kamillen- (s. S. 115) oder Salbeitee (s. S. 115) oder Salz (s. S. 116).
Brust einreiben mit Platanol, bei Husten mit Schmerzen beim Atmen

Entspannungs- und heilungsfördernd

Geführte Meditation (s. S. 149)
Gezielt wirksam zur Lenkung der Selbstheilungskräfte in die erkrankten Bronchien ist hier die Kassette »Energie und Lebensfluß — Atem«

Reflexion (s. S. 155)

Tee (s. S. 116—S. 121 alphabetisch)
Bei jeder Bronchitis sind generell alle Tees empfehlenswert, die auch beim Luftröhren- und Bronchialkatarrh empfohlen wurden (s. S. 175). Als spezielle Bronchitistees gelten jedoch:

Spezielle Tees

Eibisch
Eisenkraut
Fenchel
Brusttee (Mischung)

Naturheilkundliche Medikamente
(s. S. 121—S. 122 alphabetisch)
Speziell:

Gezielt wirkende Medikamente

Tromacaps (Kapseln); falls nicht gut verträglich, statt dessen Angocin (Dragees)
Echtrosept Tropfen (wenn Sie Kapseln und Dragees nicht gut schlucken können)
allgemein:
Contramutan
Echinacin
Esberitox
toxi-loges

Homöopathische Einzelmittel (s. S. 116—S. 118 alphabetisch)
Aconit D3
Mercurius solubilis D4
Ammonium carbonicum D12

Warnung! ACHTUNG: Bei schlechtem Allgemeinbefinden und ausbleibender Besserung ist unbedingt der Heilpraktiker/Arzt zu rufen. Es besteht die Gefahr einer Chronifizierung oder einer nicht erkannten Lungenentzündung!

Magen-Darm-Katarrh

Symptombeschreibung
Die Symptome reichen von Bauchschmerzen, Bauchkrämpfen, Blähungen, Übelkeit, Erbrechen und Durchfall bis hin zum Brechdurchfall; eventuell Fieber.

Praktische Maßnahmen
Grundbehandlungsserie (s. S. 161)

Schwerpunkt Teefasten

Bei dieser Erkrankung erhält das Teefasten eine besonders herausragende Bedeutung (Teesorten s. S. 179).
Den Einlauf können Sie anstatt mit Wasser (s. S. 92) mit warmen Kamillentee (s. S. 118) durchführen. Der Kamillentee wirkt so direkt auf die Darmschleimhaut ein.

Unterstützung der Entgiftungsarbeit der Leber

Bettruhe und Wärmflasche auf den Bauch

Entgiftung über Haut

Auslaugebad (s. S. 103), jedoch nur, wenn Sie sich nicht zu schwach fühlen; sonst besser:

Temperaturansteigendes Fußbad (s. S. 97)

Akupressur (s. S. 143)

Symptomlinderung

Geführte Meditation (s. S. 149)
Gezielt wirkt hier die Kassette: »Geben und Nehmen — Darm«

Autogenes Training (s. S. 145)
falls Sie es beherrschen

Aktivieren der psychisch-geistigen Kräfte

Reflexion (s. S. 155)
Denken Sie auch über die möglichen Hintergründe der Erkrankung nach. Warum gerade Magen und Darm?

Tee (s. S. 116—S. 121 alphabetisch)

	Kamille
	Pfefferminze
	Schafgarbe
Bei Durchfall:	Eichenrinde
	Tormentill

(Nur solange Durchfall besteht, da stopfend!)

Naturheilkundliche Medikamente (s. S. 121—S. 122 alphabetisch)
Tierkohle (Kohlekompretten), nur bei Durchfall

Homöopathische Einzelmittel (s. S. 126—S. 128 alphabetisch)
Asarum europaeum D3 — D6
Dioscorea villosa D4
Momordica balsamina D3 — D4
Rheum palmatum D3 — D6

Aufbaukost HINWEIS: Nach Verschwinden der Symptome mit ballaststoffreicher Kost aufbauen (Vollkornprodukte, Rohkost, Beerenobst); auch wenn Verstopfung bestehen sollte, keine Abführmittel nehmen! Ballaststoffreiche Kost wirkt regulierend.